国家癌症中心肿瘤专家答疑丛书

应对卵巢癌专家谈

YINGDUILUANCHAOAI ZHUANJIATAN

吴令英 主编

中国协和医科大学出版社

图书在版编目（CIP）数据

应对卵巢癌专家谈／吴令英主编. —北京：中国协和医科大学出版社，2013. 10

（国家癌症中心肿瘤专家答疑丛书）

ISBN 978-7-81136-933-5

Ⅰ. ①应… Ⅱ. ①吴… Ⅲ. ①卵巢癌-诊疗 Ⅳ. ①R737. 31

中国版本图书馆 CIP 数据核字（2013）第 178070 号

国家癌症中心肿瘤专家答疑丛书

应对卵巢癌专家谈

主　　编：吴令英
责任编辑：吴桂梅

出版发行：**中国协和医科大学出版社**
（北京东单三条九号　邮编 100730　电话 65260431）
网　　址：www. pumcp. com
经　　销：新华书店总店北京发行所
印　　刷：北京玺诚印务有限公司

开　　本：710×1000　1/16
印　　张：15. 5
字　　数：162 千字
版　　次：2014 年 4 月第 1 版
印　　次：2019 年 7 月第 3 次印刷
定　　价：29. 80 元

ISBN 978-7-81136-933-5

（凡购本书，如有缺页、倒页、脱页及其他质量问题，由本社发行部调换）

国家癌症中心肿瘤专家答疑丛书

编辑委员会

国家癌症中心肿瘤专家答疑丛书

应对卵巢癌专家谈

主　编：吴令英

副主编：张　蓉　李晓光

编　者（按姓氏笔画排序）：

王　力　王　铸　王　燕　王子平　王珊珊
王海燕　王懋杰　车铁群　丛明华　叶霈智
田爱平　乔友林　刘　炬　刘　敏　刘　鹏
刘跃平　吕　宁　孙　力　孙　莉　孙阳春
朱　宇　毕新刚　许潇天　闫　东　齐　军
吴　宁　吴秀红　吴宗勇　吴晓明　宋　艳
张功逸　张海增　张燕文　李　宁　李　槐
李树婷　李峻岭　李彩云　李喜莹　杨宏丽
陈　雁　周冬燕　易俊林　郑　容　姚利琴
姚洪文　宣立学　赵　丹　赵方辉　赵东兵
赵京文　赵国华　赵维齐　徐　波　徐志坚
涂彬彬　耿敬芝　袁正光　袁光文　高　佳
黄初林　黄晓东　彭　涛　董莹莹　董雅倩
蒋顺玲　韩彬彬　路　虹　雷呈志　魏葆珺

序

近些年来，随着我国的城镇化和人口老龄化不断加快，“癌症”这个词汇越来越频繁地出现在各种媒体，成为大众关注的话题。据统计，从世界范围来看，癌症发病率约以年均3%左右的速度递增，现已成为人类第一位死因。《2012中国肿瘤登记年报》统计，我国每年新发癌症病例350万，约250万人被癌症夺去生命。今后10年，中国的癌症发病率与死亡率仍将继续攀升。癌症耗费了大量的卫生资源，给整个社会造成了巨大的压力，也给癌症患者和家庭带来了身体上和精神上的痛苦以及沉重的经济负担。由于大多数晚期癌症疗效欠佳，所费不菲，这使得大众误以为所有的癌症都难以治愈且代价高昂，由此对癌症产生了恐惧心理。然而事实上并非如此，国际抗癌联盟（UICC）2010年发表的研究结果，1/3的癌症是可以预防的，1/3的癌症是可以治愈的。如果能做到积极预防、及早发现、规范治疗，大多数癌症是有希望治好的。

在这场人类与癌症之间展开的没有硝烟的战斗中，仅仅凭借医务人员的努力是远远不够的。作为抗击癌症的主力军，医务人员不仅需要在治疗病患方面尽心竭力，还要将正确的抗癌知识通过各种形式的科普宣传与社会各界所有关心抗癌事业的人士分享，让更多的人正确的认识癌症。要将全社会各个层面的医疗活动的参与者都吸引到这个抗击癌症的队伍中来，政府、社会、防治机构、医务人员、研究人员、患者和家属，以及各界的热心人士携手并肩，汇聚力量，共同抗击癌症。

中国医学科学院肿瘤医院作为国家癌症中心的依托机构，拥有专业的医疗团队和先进的医疗水平，在肿瘤预防、肿瘤研究、早诊早治、多学科综合治疗等领域都做了大量的工作，取得了很多成绩。中国医学科学院肿瘤医院很早就认识到肿瘤防治需要社会的广泛参与，认识到防癌科普宣传的重要意义，长期以来不遗余力的通过报纸、电视、出版物、公益活动等多种形式普及癌症的防治知识。《国家癌症中心肿瘤专家答疑丛书》就是中国医学科学院肿瘤医院的名医专家们为大众奉献的一部内容新颖、形式生动的防癌科普丛书。

这部科普丛书涵盖了常见的18个癌种，通俗易懂、图文并茂，从癌症预防、研究到临床等多个不同角度深入浅出地解析肿瘤防治知识。充分体现了作者们传播健康生活方式、倡导正确防癌治癌的理念。希望广大读者能从中受益，拥有更加健康、更高质量的生活，享受更加美好的明天。

中国科学院院士
中国医学科学院肿瘤医院院长
2013年12月

前言

从全球发达国家癌症的发病规律中，我们看到癌症的发病率在一定阶段随经济的快速发展而呈增长趋势。在社会、人们给予普遍重视并采取相应措施之后，发病状况将逐渐趋缓。人类在攻克癌症的科学探索中取得的每一点进步，都将对降低癌症的发病率、提高癌症的治愈率起到不可低估的作用。我国目前正处在癌症的高发阶段，我们常常听到、看到以及周围的同事、亲友都有癌症发生，癌症离我们越来越近，癌症就在我们身边。癌症究竟是怎么回事，怎样才能减少患癌症的风险，得了癌症怎么办……，这些都是癌症患者、家属乃至大众问得最多的问题。为了帮助大家解除疑惑，了解更多相关知识，在癌症的治疗、康复和预防上给予专业性的指导，我们编写了这套丛书，希望能够协助患者、家属正确面对癌症，以科学的态度勇敢地与医务工作者共同战胜疾病。

《国家癌症中心肿瘤专家答疑丛书》（以下简称《丛书》）包括肺癌、胃癌、结直肠癌、肝癌、食管癌、膀胱癌、胰腺癌、淋巴瘤、肾癌、乳腺癌、宫颈癌、卵巢癌、鼻咽癌、下咽癌、喉癌、甲状腺癌、脑瘤、骨与软组织肿瘤等 18 种常见癌症，分为 18 个分册，方便读者选用。《丛书》以癌症的诊断、治疗、预防和康复为主线，介绍了癌症的临床表现、诊断、治疗方法、复查、预防与查体、心理调节以及认识癌症、病因的探究、如何就诊等相关内容。书后附有治疗癌症的案例供读者参考。书中内容均为当前在癌症预防、诊断、治疗、科研中的最新成果。例如，对一些癌症目前正在探索中的方法进行了客观的介绍；对于癌症的发生原因，也尽量将复杂的专业问题以简洁的语言呈现给读者。书中的观点、方法均以科学研究与临床实践为依据，严谨准确，坚决杜绝用伪科学引导、误导读者，帮助患者适时的选择治疗方法正确就医、康复。《丛书》中应读者需要还纳入了有关营养饮食、心理调节内容，在癌症的治疗康复中扩大了医疗之外的视野，提示患者和家属应更加关注合理的饮食和心理调节的重要性。为了更加贴近患者和家属，《丛书》采取了问答形式，读者找到问题便可以得到答案，方便读者使用。书后的“名家谈肿瘤”，是本书的另一特色，这些权威实用的科普内容，是专家们多年科学研究的成果和临床诊疗经验的总结，是奉献给读者的科普精粹。

《丛书》各册的主编都是长期工作在临床一线的医生，参加《丛书》撰写的作者都是活跃在本专业领域的中青年专家、业务骨干。部分资深专家也加入到编者行列，为了帮助癌症患者，普及科学知识，大家聚集在一起，在繁忙的临床科研教学工作中挤出时间撰写书稿。有的分册在编写前还向患者征集问题或将初稿送患者阅读修改。每本分册都是专家与读者的真诚对话，真心交流，字里行间流露出专家对读者的一片热忱、一份爱心。《丛书》的编写覆盖了肿瘤内科、外科、麻醉、诊断、放疗、病理、检验、药理、营养、护理、肿瘤病因、免疫、流行病学等肿瘤临床、肿瘤基础领域的专业知识，参编专家100余人。有些专家特为本书撰写的稿件已经可以自成一册，因为篇幅所限，只摘取了其中少部分内容。大家都有一个共同的心愿：为读者提供最好的读物。我们邀请肿瘤知名专家陆士新、孙燕、程书钧、黄国俊、屠规益、殷蔚伯、储大同、唐平章、赵平为《丛书》撰稿，他们都欣然同意，在百忙中很快将稿件完成。《丛书》是参与编辑人员集体的奉献。在书稿的编写出版过程中还有很多令人感动的故事，点点滴滴都体现了专家们从事医学科学的职业追求和职业品格，令人敬佩，值得学习。在此，对参加《丛书》撰写的专家、学者及所有人员表示衷心的感谢！还要特别感谢原中国科普研究所所长袁正光教授，从另一角度补上了癌症患者应如何对待死亡一页，为我们能够正视死亡、坦然面对死亡揭开了一层面纱。策划编辑张平同志，在18本《丛书》的组稿、修改、协调、联络全过程中发挥了中心作用，做出了重要贡献，在此对她表示感谢！

《丛书》作为科普读物还存在着许多不足，由于专家们希望为读者提供更多的专业知识，书中的内容、用语仍然偏专业些，为此在每册书的最后都列出了一些专业名词解释，有助于读者进一步学习相关专业知识，提高科学认知。

最后，希望《丛书》能够给予读者更多的帮助。患者在这里可以找到攻克癌症的同盟军，我们将共同努力，为战胜疾病、恢复健康而奋斗。作为科普读物，本书还有诸多不足，请广大读者给予指正。

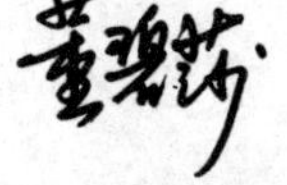

丛书主编
国家癌症中心副主任
中国医学科学院肿瘤医院党委书记
2013年10月1日于北京

目录

一、临床表现篇

二、诊断篇

三、治疗方法篇

四、复查与预后篇

五、心理调节篇

六、预防篇

七、认识卵巢癌篇

八、 肿瘤病因探究篇

九、 肿瘤患者看病流程篇

十、典型病例

十一、名家谈肿瘤

十二、名词解释

一、临床表现篇

1. 什么是临床表现？

临床表现是指患者得了某种疾病后身体发生的一系列异常变化，包括症状和体征。所谓症状就是指患者主观感觉的身体不适或异常表现，如头痛、乏力、吞咽困难、腹胀等；而体征则是指由医生通过**望诊**、**触诊**、叩诊、**听诊**查到的客观异常表现，如**听诊**时听到的心脏杂音、**触诊**时触到的肝或脾肿大、盆腔肿物等。

每位患者的临床表现会因疾病的不同而表现出不同的症状和体征。

2. 卵巢癌患者最常见的临床表现有什么？

卵巢癌早期可以没有任何临床表现，也可以表现为非特异性的临床表现。常见的有：

（1）腹胀、腹部不适或盆腔下坠，可伴食欲差、恶心、胃部不适等胃肠道症状。有些患者感觉近期身体发胖，尤其是腹围、腰围增大明显。

（2）腹部摸到包块：一些患者可在下腹部摸到包块，如肿瘤生长超出盆腔或转移到腹腔，在上腹和（或）下腹部可能摸到包块。

（3）压迫症状：肿块伴大量腹水者，除腹胀外还可引起压迫症状，如横膈抬高可引起呼吸困难，不能平卧，心悸；由于腹内压增加，影响下肢静脉回流，可引起腹壁及下肢水肿；肿瘤压迫膀胱、直肠，可有排尿困难或小便次数增多、肛门坠胀及大便改变等。

（4）疼痛：卵巢恶性肿瘤极少引起疼痛，当发生肿瘤破裂、出血和（或）感染，或浸润、压迫邻近脏器时，可引起腹痛、腰痛等。

（5）由于肿瘤的迅速生长，患者营养不良及体力的消耗，患者可能有贫血、消瘦等恶病质的体征，此常是卵巢恶性肿瘤的晚期症状。

3. 卵巢癌患者到医院看病最常见的原因是什么？

除了少数无明显症状、通过健康体检发现疾病的早期患者以外，多数到医院看病的卵巢癌患者常常表现为胃肠道不适，如腹胀、食欲不佳、明显消瘦。若出现腹水，腹胀将更为明显，也可出现腹痛。部分患者以“晨起无意中摸到下腹部肿物”为主诉而就医。较大的盆腔肿物常出现明显的压迫症状，可有尿频、尿急、下腹坠胀或大便不畅，或总有要大便的感觉等不适。当卵巢癌发生广泛性盆腹腔转移并有大量腹水时，压迫症状也较多见。

4. 为什么将卵巢癌称为“沉默的杀手”？

由于卵巢深藏在骨盆腔中，即使有较大肿瘤也不会感到腹胀或疼痛。早期很难被患者觉察，多数情况下是出现了腹水表现为腹胀时才被患者觉察而到医院就诊。一些卵巢癌原发肿瘤很小，却有卵巢外转移并形成盆腔内散在小结节，这样的病例早期无典型症状及体征，不易早期发现。另外，与宫体癌和宫颈癌患者相比，卵巢癌患者阴道不规则出血少见，不易引起注意。因此，卵巢癌被称为“沉默的杀手”，主要是由于其难以察觉并且无特征性症状。卵巢癌研究机构调查了患者、家庭医生和专家，一个最重要的发现就是许多因素可以导致卵巢癌延迟诊断：患者可能忽略其症状并且延迟就诊，甚至有时候被误诊。一些相关的**高危因素**，比如家族史、一些疾病症状（比如腹胀和食欲下降等）应引起警惕，尽早检查，早期发现。

5. 出现哪些症状应联想到可能得了卵巢癌?

如果有下列症状应警惕卵巢癌的存在：①有长期不明原因的肠胃道症状，如食欲下降、胃部不适、腹胀，甚至恶心、呕吐、腹泻；②胸闷、憋气等症状。

如果出现了腹胀，短时间内不能缓解，并且有加重的趋势，需要就诊以除外卵巢癌。盆腔检查和B超检查即可明确卵巢是否有包块。同时抽血检查CA125等，有助于鉴别卵巢包块的性质。

6. 腰腹围增大就是肥胖导致的吗?

如果感觉腰围、腹围增大明显、无其他不适的情况下，大多数人想到的是长胖了，但实际上可能是一些疾病引起的，不一定是肥胖。不明原因短期内腰围、腹围增大有可能是由腹水或盆腹腔肿物等疾病引起，应及时去医院检查排除疾病。临床中也碰到过一些卵巢癌患者腹围增大误以为自己长胖了，有的甚至自行减肥；而有的是因为不愿意看妇科而延误就医。此类患者应该到妇科看病，做一些相关的检查，如B超检查等就可以明确。

7. 卵巢癌患者有月经改变或异常阴道出血吗？

大多数卵巢癌患者常无月经异常改变或不规则阴道流血表现，但有些卵巢癌肿可能表现为月经改变，其中以卵巢性索间质肿瘤（如颗粒细胞瘤、卵泡膜细胞瘤等）最为典型，可能是因为这组肿瘤常分泌性激素的缘故。例如，颗粒细胞瘤青少年患者可出现性早熟（月经初潮提前、乳房增大等）；卵泡膜细胞瘤可表现为绝经后阴道流血或月经异常；中老年患者可表现为绝经后阴道流血或月经异常；卵巢支持间质细胞瘤中有 3/4 患者可出现去女性化和男性化现象，表现为月经过少，继之闭经、不孕、乳房萎缩，甚至可出现男性体征，如多毛、痤疮、声音低沉、喉结增大、脱发、阴蒂肥大等。

8. 女性患者出现胃肠道不适、消化不良、饮食减少或明显消瘦，应选择哪些科室看病？

女性患者如果出现胃肠道症状，就医时不仅要看消化内科、腹部外科，同时也应注意检查妇科，了解是否有盆腔肿物、腹水等，因为卵巢及输卵管恶性肿瘤也可以引起胃肠道的症状。

9. 为什么部分卵巢癌患者常常先到内科就诊？

卵巢癌发展到一定程度常会在盆腹腔内扩散，涉及的部位不同出现的症状也多种多样，如恶心、呕吐、腹泻或水肿、胸闷、憋气等症状，常被误认为是内科疾病。

如果患者出现长期不明原因的消化道症状，如厌食、慢性腹痛、腹胀等就诊时，通常会选择内科，可能延误诊治。

10. 女性患者出现腹水的可能原因有哪些?

女性患者腹水的原因主要分为两大类，非癌性腹水和癌性腹水。非癌性腹水的病因主要包括肝硬化、营养不良性腹水、结核性腹膜炎、心肾功能不全等。癌性腹水的病因主要包括：卵巢癌、原发性腹膜癌、晚期消化道肿瘤腹盆腔广泛转移等。

11. 如果患者仅表现为癌性腹水且盆腔检查或CT未发现卵巢肿物该怎么办?

女性癌性腹水常由卵巢癌、肝癌、胃癌、肠癌、胰腺癌或原发性腹膜癌所致。如果盆腔检查或CT未发现卵巢肿物，应结合临床一些检查如肿瘤标志物等，并进行相关的其他检查，如胃肠镜、腹部CT或MRI、PET-CT等检查，以明确是否存在其他部位的肿瘤或卵巢微小肿瘤病灶，或原发腹膜癌。必要时可行腹腔镜探查活检以明确肿瘤来源。

12. 体检发现盆腔囊实性包块下一步该怎么办?

盆腔囊实性包块既有可能是恶性肿瘤，也可能是良性肿瘤，所以一旦发现盆腔囊实性包块应及时去医院就诊进行相关检查，进一步明确肿物的性质及治疗方案。

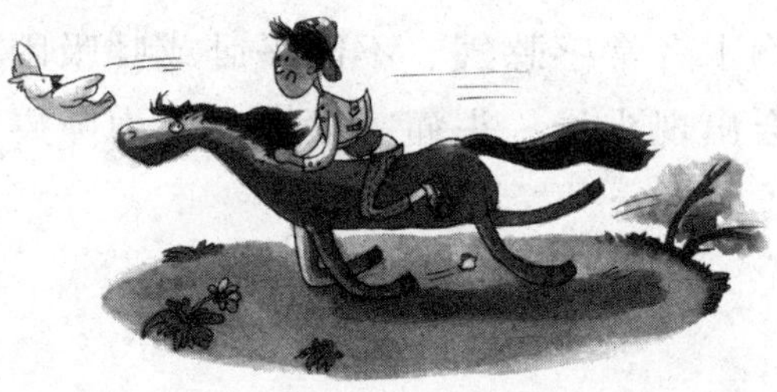

13. 自己摸到锁骨上区有包块是否应看病?

如果自己摸到锁骨上区有包块应该及时就诊。锁骨上区的包块有可能是锁骨上淋巴结转移癌。在临床上，锁骨上淋巴结转移癌的原发部位最常见于胃肠道肿瘤，也可见于肺癌、乳腺癌及头颈部肿瘤。妇科恶性肿瘤如晚期宫颈癌、晚期卵巢癌等也经常出现锁骨上淋巴结转移。有时仅表现为锁骨上区包块而无其他症状。

14. 自己摸到腋窝、腹股沟包块是否应看病?

腋窝、腹股沟包块有可能是腋窝及腹股沟淋巴结转移癌。腋窝淋巴结转移瘤以乳腺癌、黑色素瘤、肺癌多见。对于腹股沟淋巴结转移性癌患者，仔细检查外阴、阴道、宫颈是非常重要的，同时应行直肠镜检查以排除肛门直肠区域的病变。但是对于卵巢癌患者，有时也是以腋窝、腹股沟淋巴结肿块为首发症状就诊的。因此，自己触摸到腋窝、腹股沟包块应警惕上述疾病，及时就医。

15. 卵巢癌合并其他器官转移会有什么临床表现?

卵巢癌肺转移的患者可能出现胸闷、呼吸困难、咳嗽、**咯血**等症状，合并胸水者常感憋气、不能平卧或呼吸困难等。卵巢癌脑转移的患者会出现头晕、头痛、呕吐、视力障碍、精神异常甚至偏瘫。

二、诊断篇

16. 诊断卵巢癌有哪些方法？

如果怀疑卵巢癌应尽早就诊。医生会详细询问病史、体检和妇科检查。可疑情况包括：长期不明原因的消化道或泌尿道症状、幼女卵巢增大、绝经后触及卵巢，以及原以为良性卵巢肿瘤的迅速增大等。如遇可疑情况都应尽早就诊，诊断方法如下：①妇科检查；②血 CA125、CA19-9、HE4、AFP 等肿瘤标志物测定；③影像学检查：包括超声检查、CT、MRI、PET-CT、胸部 X 线等；④必要时**活检**：包括细针穿刺、腹水细胞学检查、腹**腔镜检查**或开腹手术等。

17. 怎样筛查卵巢癌？

卵巢位于盆腔内，卵巢癌临床症状出现较晚，因此要早期发现病变目前仍较困难。但是盆腔检查、肿瘤标志物（如 CA125、CA19-9、HE4 等）检测、阴式超声检查等有可能较早发现病变。

对于小的卵巢肿块，盆腔检查很难发现早期卵巢病变。血 CA125 仍为最有价值的**筛查**手段。单一 CA125 检查对于早期检出率仍很低，且缺乏特异性，一些患者也可能出现**假阳性**。新的肿瘤标志物——人附睾蛋白 4（HE4），已被证明作为单独指标在盆腔肿块中诊断卵巢癌与 CA125 有相似的灵敏度。

经阴道超声检查可避免肠道气体干扰，明显优于经腹部超声检查，是最常用的卵巢癌的筛查方式，可作为一线筛查卵巢癌的手段。CT 及 MRI、PET-CT 检查可作为二线筛查手段。

18. 影像学检查对于诊断卵巢癌有什么作用？

诊断卵巢癌常用的影像检查主要有以下几种方式：超声(US)、电子计算机横断体层扫描（CT）、磁共振成像（MRI）。合理应用这些检查方法对早期发现卵巢癌至关重要，同时还可以帮助临床医生明确肿瘤位置和扩散范围、判断预后、评价疗效，并及早发现肿瘤复发等。

19. 超声检查诊断卵巢癌有哪些优缺点？

目前，超声仍为盆腔肿瘤最常用的诊断技术，它可以显示盆腔肿块的部位、大小和性质，鉴别是囊性还是实性病变。肿瘤内如有明显的乳头状突起或邻近器官受累，提示可能为恶性肿瘤。超声检查可以区分腹水和巨大的卵巢囊肿。此外还可帮助确定卵巢癌的扩散部位，如肝转移灶、主动脉旁增大淋巴结、大网膜转移灶等，有助于临床分期。

超声检查无创、无辐射、方便、检查费用较低，是卵巢肿瘤的首选检查方法。超声检查也有许多不足之处，如肠道气体影响卵巢的观察，影像显示范围较小，不易观察器官或结构的整体关系。

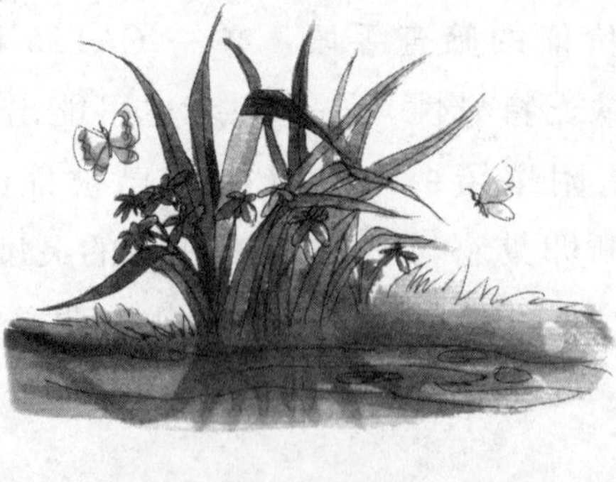

20. 什么是阴道超声检查？

经阴道超声简称阴超，是腔内超声的一种，是使用特殊阴道探头直接放置在阴道内进行超声检查的一种方法。阴道超声具有频率高、分辨率高的特点，直接贴着阴道后穹隆，不受肠道气体影响，观察子宫和卵巢比经腹部超声要清楚。且检查前不需要喝水、憋尿，不需要空腹，但是阴道流血和无性生活者不能做阴道超声检查。如果子宫较大、卵巢或肿瘤位置较高时，阴道超声往往看不清楚。阴道超声自进入临床应用以来，已成为妇产科超声检查的重要手段之一。

21. CT 检查诊断卵巢癌的优缺点有哪些？

卵巢癌患者做 CT 检查的作用：①能够显示盆腔正常和异常解剖结构；②盆腔肿块的定位与定性；③了解肿瘤病变的范围；④指导制订治疗方案及估计**预后**；⑤术后**随访**复查，有助于了解有无复发；⑥有助于临床观察化疗和放疗后的疗效，以及两次或再次剖腹探查前残留肿瘤的变化；⑦进行 CT 介入性检查，如 CT 引导下细针吸取**活检**。

盆腹腔 CT 检查可以通过口服对比剂的方法，有助于肠管与盆腔生殖器相区别。CT 增强检查对于卵巢肿瘤的大体形态评估、病变的范围、分期及良恶性的判定具有重要价值。但 CT 检查较难发现微小病灶，因此，CT 诊断不能代替剖腹探查。此外，CT 检查有一定辐射性。

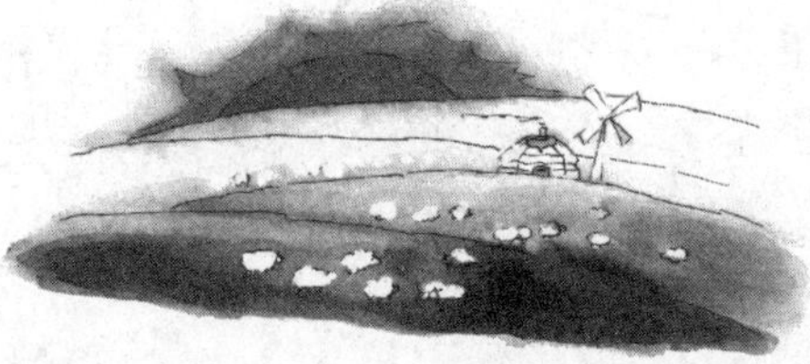

22. MRI检查诊断卵巢癌的优缺点有哪些？

MRI（磁共振成像）具有以下优点：①无创伤；②无电离辐射，对人体无放射性损害；③可以任意选择扫描平面和方向；④软组织对比优于CT，可对病变准确定位。

MRI检查由于对软组织分辨率高。所获得的信息量大大增加，使病变定位更加准确，有助于临床分期。MRI对卵巢正常形态及肿块的内部结构均有较特征的表现，在鉴别卵巢肿瘤是囊性、实性或囊实混合性方面较为可靠。同时，MRI检查也可以利用顺磁性物质作为对比剂进行增强检查，对卵巢肿瘤的良恶性的鉴别更有意义。

但由于MRI设备昂贵、检查费用高，最好先用超声检查筛选后再确定是否需要MRI检查。

23. PET-CT检查对于卵巢癌的诊断有什么作用？

PET-CT可探测到5毫米大小病灶。由于卵巢癌主要通过腹膜转移，PET更适合于CT、MRI检查不能识别的转移小结节，

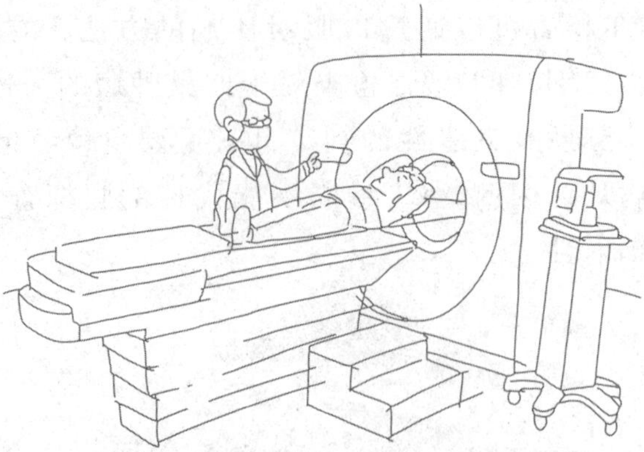

尤其 PET 与 CT 的图像融合可更准确的确定病变的位置。利用 PET-CT，通过 SUV 值（标准摄取值）的测量可帮助良恶性肿瘤的鉴别，用于肿瘤诊断及治疗后的**随访**观察。但 PET-CT 价格昂贵，一般不作为首选，往往在怀疑肿瘤存在而其他影像学检查无法诊断的情况下使用。

24. 得了“卵巢癌”，为什么要做胃肠镜检查？

卵巢癌的最初症状很隐匿，不易被发现，通常都是由于腹胀、腹水、进食差、甚至梗阻等症状就医的。而此时 70%~80% 患者已经为癌症晚期，肿瘤在盆腹腔广泛播散。由于这些症状有时与胃肠道癌的症状类似，而且胃肠道肿瘤患者晚期也可能出现腹水及卵巢转移形成卵巢包块，而卵巢癌与胃肠道肿瘤的手术原则、化疗方案截然不同。因此，如果在症状、影像学、血液标志物等结果无法明确的情况下，做胃肠镜排除或明确胃肠道肿瘤是一个非常有效的方式。

25. 哪些化验检查需要空腹？

患者到医院做血液化验前，负责抽血的护士都要询问患者“吃饭了吗？是空腹吗？”，部分医院在抽血室和检验申请单上也有提示：“患者抽血前应空腹”。

随着医学的发展，临床检验项目不断增加，截止到今年我国批准的检验项目就有 1000 多项。各个医院根据临床诊疗的需求不同，开展的检验项目数量和内容也不同，但是基本的检验项目是相同的，包括几大类：血常规、生化、免疫等（比如：血、尿、便常规检验，肝功能、肾功能、血糖、血脂、凝血相关项目、肝炎病毒等检验)。这么多的检验项目哪些必须空腹抽血?

临床生物化学检测项目中:肝功能系列、肾功能系列、血脂系列、血糖、离子及血液凝集等系列项目的检测,需要空腹抽血检测。

临床血液、尿液的基础检验项目中:血常规、晨尿常规需要空腹抽血或留尿检测。

临床免疫检测项目中:甲状腺功能相关的检测项目需要空腹抽血。

26. 为何要空腹抽血?

(1)人在空腹时,机体处在相对的生理**基础代谢**状态,这个时间段抽血检验其测试结果能够准确反映机体真实情况,并且可排除饮食、药物等因素对检测的影响。

(2)多数人在早晨运动较少,而经过进食、劳动、运动、工作等诸多相对运动量较多因素的影响下,可使一些化验指标发生波动,不利于测定结果的相对稳定和准确。人体生物周期的变化,某些项目指标因采血时间不同,变化较大,如皮质醇分泌高峰在早晨,下午至晚间则逐渐下降。血液基础检验中的血常规里的项目就是一天当中随着进食、活动等**基础代谢**的变化而波动,因此在同一时间测定的结果具有可比性,如果需要定期监测某个项目比较结果时,建议在相同的时间段进行检测的结果可比,另外与以往所做结果做比较时还要结合病情综合分析。

(3)若早晨验血前进食,尤其是吃了牛奶、豆浆、油炸食品、鸡蛋、糕点等食物后,食物消化后产生的大量**乳糜微粒**便会很快地吸收进入血液,此时的血液也会“浑浊”,医学上称为“**脂肪血**”。由于不少血液生化检查是通过标本颜色的变化来作出判断的，若血液因**乳糜微粒**而显得浑浊时，那么检验人员和检测仪器就很难观察分辨清楚。特别是在使用仪器做血脂测定时，“**脂肪血**”将影响测定的准确性。食用高糖食物两小时内可使血糖迅速升高，不能反映真实的血糖结果。因此在前一天晚间进食后到第二天清晨，空腹时间达 10 小时以上，身体内各种化学物质已达到相对稳定和平衡，此时抽血可得到相对稳定和准确的结果。因此，建议做生化相关项目检验时采用空腹抽血，但在特殊情况需要时也可以在清淡饮食后 6 小时采血化验，不过，做血脂检验时必须在餐后 10～12 小时后方可采血。为了使某些验血项目检测得更精确，希望患者一定要遵循医嘱。

27. 什么是肿瘤标志物？

肿瘤标志物是指在恶性肿瘤发生和增殖过程中，由于肿瘤细胞的基因不同表达（高或低表达）而合成、分泌并脱落到体液或组织中的物质，或是由机体对肿瘤反应而异常产生并进入到体液或组织中的物质。这些物质有的不存在于正常人体内，只存在于胚胎中，有的在正常人体内含量很低，当身体内发生肿瘤时其含量逐渐增加超过正常人的水平。总之，能够反映肿瘤存在和生长的这一类物质被称为肿瘤标志物。

28. 目前去医院抽血化验能查几种肿瘤标志物？

到目前为止人类发现的与肿瘤相关的标志物有大约上百种，但是能够常规应用到临床实验室检测的项目只有几十种，以下是临床常规检测的部分肿瘤标志物。

临床常用肿瘤标志物及其临床意义

序号	肿瘤标志物名称	英文缩写	参考范围	临床意义
1	甲胎蛋白	AFP	0~7ng/ml	是诊断原发性肝细胞癌和生殖细胞癌的标志物。常见AFP水平增高的疾病有肝癌、睾丸癌、卵巢癌等；转移性肿瘤也会增高；良性疾病如肝硬化、急慢性肝炎、先天胆道闭锁等也可增高
2	糖类抗原125	CA125	0~35U/ml	用于卵巢肿瘤的辅助诊断及肿瘤复发的监测。其他恶性肿瘤如乳腺癌、胰腺癌、肝癌、胃癌、肺癌等也可见增高，子宫内膜异位、盆腔炎等也可见增高
3	糖类抗原153	CA15-3	0~25U/ml	是乳腺癌辅助诊断及复发监测的指标。肺癌、卵巢癌患者也可见不同程度的升高
4	糖类抗原199	CA19-9	0~37U/ml	是结肠癌、胰腺癌的辅助诊断指标，肝胆系统癌、胃癌、食管癌、乳腺癌、淋巴瘤、卵巢癌等也会出现不同程度升高。胰腺炎时也会增高
5	糖类抗原724	CA72-4	0~9.8U/ml	是消化、生殖、呼吸系统等腺癌的主要辅助诊断指标。常用于检测胃、肠道及卵巢上皮的恶性肿瘤
6	糖类抗原242	CA242	0~20U/ml	是结肠癌、胰腺癌的辅助诊断指标

续 表

序号	肿瘤标志物名称	英文缩写	参考范围	临床意义
7	癌胚抗原	CEA	0～5ng/ml	结肠癌、胰腺癌、胃癌、肺癌、肝癌、乳腺癌可见增高，一些非肿瘤疾病也可增高
8	细胞角质素片段 19	Cyfra21-1	0～3. 3ng/ml	是诊断非小细胞肿瘤的指标
9	铁蛋白	FER	男:30～400ng/ml 女:13～150ng/ml	常用于肝癌患者 AFP 测定值低时的补充检测项目，其他肿瘤（肺、胰腺、胆道、大肠等）患者铁蛋白也可相应增高
10	总前列腺特异性抗原	T-PSA	0～4ng/ml	前列腺癌、前列腺增生、前列腺炎患者血清 T-PSA 都可升高
11	游离前列腺特异性抗原	F-PSA	0～0. 93ng/ml	辅助 T-PSA 诊断及鉴别诊断前列腺癌
12	神经元特异性烯醇化酶	NSE	0～18ng/ml	是小细胞肺癌的特异性诊断标志物。对于神经内分泌系统肿瘤、神经细胞瘤、黑色素瘤、甲状腺髓样瘤也有重要诊断价值
13	鳞状上皮细胞癌抗原	SCC	0～1. 5ng/ml	是鳞状上皮细胞癌的诊断指标。子宫颈鳞状上皮细胞癌、肺鳞癌、食管癌、膀胱癌患者血清中都可见升高
14	组织多肽特异性抗原	TPS	0～110U/L	多数上皮细胞肿瘤呈阳性，非上皮组织来源的肿瘤呈阴性

29. 怀疑肿瘤时，为什么医生常要求查几种肿瘤标志物？

怀疑肿瘤时医生常要求查几种肿瘤标志物。原因是每种肿瘤标志物的灵敏度和特异性都不同。单一指标只能反映某种肿瘤的一个侧面，联合检测多种肿瘤标志物，可以提高该肿瘤的阳性检出率，帮助临床医生对疾病作出诊断。

30. 不同医院检测的肿瘤标志物检验结果有可比性吗？

在不同医院检测的肿瘤标志物检验结果不一定具有可比性，主要有以下四方面的原因：

（1）不同的检测方法会导致检验结果存在差异：临床上常用的检测方法有电化学发光、化学发光、放射免疫、酶联免疫吸附试验等，各医院应用的检测方法存在差异。

（2）同一种检测方法所应用的试剂品牌存在差异也会导致检验结果存在差异：不同品牌的试剂，其生产工艺、抗原抗体反应体系和检测线性范围均存在较大的差异。

（3）检测体系不同也会导致检验结果存在差异：即使是试剂厂家和检测方法相同，但采用不同型号的检测设备，其检测结果也会略微存在差异。

（4）采用的试剂批号不同也会导致检验结果存在差异：即使是试剂厂家、检测方法和检测体系完全相同，但采用的试剂批号不同，检验结果之间也会存在一定的差异。

所以，很难保证不同医院间检测的肿瘤标志物检验结果在数值上有可比性。但是，尽管不同试剂厂家、不同检测方法和不同检测体系所得到的具体的检验结果可能不同，但在判断检测结果阴、阳性方面却具有较高的一致性。

目前，卫生部临床检验中心和各省/市临床检验中心已经对常见肿瘤标志物检验项目，如CEA、CA125和AFP等开展室间质量评价工作，确保同一检测方法、同一试剂厂家、同一检测体系的不同医院的检验结果具有较高的可比性。

为了保证检验结果的可比性，满足肿瘤患者对病情监测的需要，建议患者：①最好选择在同一家医院连续进行肿瘤标志物的检测；②如果不能在同一家医院检测，尽可能选择相同的检测方法或采用同一厂家的检测系统进行检测；③尽量选择较高等级的医院或信誉好的商业化临床检验中心，这些单位一般都能按照规定参加卫生部临床检验中心和省/市临床检验中心组织的室间质量评价，并在实验室内部开展室内质量控制，能够保证检验结果的准确性。

总之，将不同医院的肿瘤标志物检验结果进行比较时，应注意其采用的检测方法、试剂生产厂家以及检测体系等是否相同，这样的比较才有意义。

31. 诊断和监控卵巢癌常用的肿瘤标志物有哪些？

肿瘤标志物是反映肿瘤存在的化学类物质，由肿瘤组织自身产生，是反映肿瘤存在和生长的一类生化物质。肿瘤标志物主要有胚胎抗原、糖类抗原、天然自身抗原、细胞角蛋白、肿瘤相关的酶、激素以及某些癌基因等。它们不存在于正常成人组织，或在肿瘤组织中的含量大大超过在正常组织里的含量，它们的存在或量变可以提示肿瘤的性质或变化，以帮助肿瘤的诊断、分类、**预后**判断以及治疗指导。卵巢癌常见的肿瘤标志物包括：

（1）癌抗原 CA125、CA19-9：对卵巢上皮癌有重要的诊断价值。CA125 升高可见于卵巢浆液性癌或卵巢黏液性癌，而 CA19-9 升高多见于卵巢黏液癌或消化道肿瘤。

（2）甲胎蛋白（AFP）：AFP 对卵巢内胚窦瘤具有特异性诊断价值，另外，其对未成熟畸胎瘤、混合性无性细胞瘤中混有卵黄囊成分者均有意义。在以上类型肿瘤复发或转移时，即使仅存在微小瘤灶，AFP 也会再次升高，较其他检查方法敏感。

（3）人绒毛膜促性腺激素（hCG）：测定患者血清 β-hCG，可帮助诊断卵巢绒毛膜癌和伴有绒毛膜癌成分的生殖细胞肿瘤，其血清 β-hCG 值可以升高。

（4）乳酸脱氢酶（LDH）：部分卵巢无性细胞瘤其血清 LDH 可异常升高，对恶性肿瘤的诊断具有一定的意义，如卵巢纯无性细胞瘤。

（5）性激素：部分卵巢性索间质肿瘤具有分泌性激素的功能，如颗粒细胞瘤、卵泡膜细胞瘤可以产生较高水平雌激素，卵巢支持及间质细胞瘤可分泌雄激素，导致血清睾酮升高。

（6）米勒管抑制激素（MIS）：是一种糖蛋白激素，国外有研究表明，血清 MIS 是卵巢颗粒细胞瘤的一个敏感、特异且可靠的标志物，是性索间质瘤一个很好的监测指标。

（7）神经细胞特异性烯醇化酶（NSE）：可大量存在于正常神经组织及神经细胞肿瘤，部分卵巢未成熟畸胎瘤及无性细胞瘤患者血清 NSE 值可升高。

32. 什么是 CA125？

CA125 是卵巢癌最常用的肿瘤标志物，可被单克隆抗体 OC125 结合的一种糖蛋白。95% 的健康成年妇女 CA125 的水平

≤35U/ml。在卵巢上皮癌患者中，高达80%以上的患者存在血CA125升高，但还有一定比例的卵巢癌患者的CA125并不升高。通过测定患者血中CA125值可以帮助卵巢癌的临床诊断和病情变化评估。

33. 血中CA125升高是否就是患卵巢癌了？

并不是所有卵巢癌患者的CA125均升高，也不是CA125升高就可以诊断卵巢癌。尽管80%的卵巢上皮癌患者血中CA125升高，但CA125不是卵巢癌的特异性标志物，其他一些恶性肿瘤患者CA125的水平也会升高，如输卵管癌、子宫内膜癌、宫颈腺癌、胰腺癌、肠癌、乳腺癌和肺癌。另外，一些非肿瘤的良性疾病，如子宫内膜异位症、盆腔炎症和脓肿、卵巢囊肿、胰腺炎、肝炎、肝硬化等，其CA125也有不同程度的升高。此外，早期妊娠的头3个月内，月经期、产后等状况可导致CA125升高；但是如果血清CA125的水平是基线水平的两倍，或CA125逐渐升高一定要引起重视，应去医院进一步检查。CA125的升高较临床上能检查到肿瘤要早3~6个月，甚至更长。

34. CA125在卵巢癌诊断和治疗中有什么作用？

血CA125有助于筛选卵巢癌高危人群，女性CA125升高至35U/ml以上，需警惕有恶性肿瘤的可能。但很多非肿瘤情况或良性肿瘤均可出现CA125升高，而产生**假阳性**。另外，部分早期卵巢癌患者或非浆液性上皮癌如未分化癌、黏液癌、透明细胞癌等患者CA125并不一定升高。因此采用CA125检查结合B超、月经状况及其他肿瘤标志物检查的方法可提高诊断的准确性。

卵巢癌治疗中，如治疗前 CA125 升高的患者，CA125 的变化常和病情变化一致，随着病情的好转而降低，如治疗无效则升高。

在卵巢癌治疗后的随诊中，CA125 升高是复发的征兆，有的甚至在临床发现复发前 1～9 个月即有 CA125 的升高。发现 CA125 升高，怀疑复发时，需做进一步检查，如仔细查体、CT、PET/CT、骨扫描等。

35. 检测肿瘤指标（如 CA125）时需要注意什么?

肿瘤指标水平受多种因素影响，当体内存在炎症，如感冒（病毒感冒除外）、腹泻、尿路感染等，可导致肿瘤指标轻度升高。因此，应避免在这些情况下检测肿瘤标志物。

36. 肿瘤指标的检测是否需要空腹?

肿瘤指标水平不受饮食影响，因此不需要空腹检测。但在检测前尽量吃清淡饮食，少吃油腻食物。

37. 测定肿瘤标志物对卵巢恶性生殖细胞肿瘤有何意义?

卵巢恶性生殖细胞肿瘤中的卵黄囊瘤能产生大量 AFP，未成熟畸胎瘤可产生 CA19-9，无性细胞瘤可引起 LDH 升高，原发绒癌可产生大量 hCG。测定相关肿瘤标志物可用于诊断、评价治疗疗效、监测病情变化或肿瘤复发。

38. 如何早期诊断卵巢恶性生殖细胞肿瘤?

卵巢生殖细胞肿瘤常见于儿童或年轻妇女，60%~90%的儿童和青春期的卵巢肿瘤为生殖细胞肿瘤。绝经后妇女则很少发生。卵巢生殖细胞肿瘤临床表现没有特异性，主要为腹盆腔肿物、腹痛，或者因为肿瘤破裂、出血或扭转引起腹痛等急腹症，肿瘤晚期可出现腹胀和腹水。应进行腹盆腔超声或CT检查明确是否有肿瘤。根据情况并进行血清肿瘤标志物检测，如甲胎蛋白（AFP）、绒毛膜促性腺激素（hCG）、癌抗125（CA125）、癌抗19-9（CA19-9）、乳酸脱氢酶（LDH）和（或）胸片检查等。

39. 如何能早期诊断卵巢性索间质肿瘤?

这类肿瘤早期往往没有任何症状，健康普查中做妇科检查或超声检查可早期发现这类肿瘤。但因卵巢性索间质肿瘤往往有分泌性激素的功能，故而容易造成内分泌失调的症状，如不正常的阴道出血、绝经后出血、月经紊乱或者闭经等；其次是肿瘤所导致的症状，如腹痛或者腹胀，肿瘤较大的患者也可自己在下腹部摸到较硬的包块等。如果出现上述情况，及时到医院就诊进行相关影像学检查、妇科检查及激素测定就可能会较早地发现这类肿瘤。

40. 抽血检查能查出卵巢性索间质肿瘤吗?

不能。虽然这类肿瘤往往能够分泌激素，但是也有一部分肿瘤为无功能性的，所以抽血检查激素水平只能作为参考检查，不能作为确诊的唯一指标。有些肿瘤标志物如CA125也可作为参考指标。

41. 卵巢囊肿就是卵巢癌吗?

卵巢囊肿一般能通过超声等影像检查发现。有些卵巢囊肿是生理性的，比如卵巢每一个月都有排卵、排卵后黄体的生成。一般情况下，生理性的囊肿无需进行手术干预，如果超声检查发现有单纯囊肿存在，血 CA125 等一些辅助检查正常，随诊 3 个月经周期，大部分生理性的囊肿都会消失。一些例外的情况：如果是在月经刚干净后或者绝经后在卵巢上发现的囊肿往往不正常，需要警惕肿瘤的可能性，需要进行积极的干预。有些研究提示卵巢囊肿如果合并有实性部分，并且提示有血流信号，那么需要警惕是恶性肿瘤的可能性。当然体格检查、血清肿瘤标志物检查也有助于在术前提示诊断。

42. 卵巢癌是怎么分期的?

卵巢癌分期的目的是了解肿瘤在体内的扩散程度，另外，分期有助于医生制订治疗方案和判断病情预后情况。卵巢癌需要通过手术决定分期，大体分期如下：

Ⅰ期：肿瘤局限于卵巢。

Ⅱ期：一侧或双侧卵巢肿瘤，并向盆腔内器官组织蔓延和（或）转移。

Ⅲ期：一侧或双侧卵巢肿瘤，且有盆腔和盆腔外的腹腔种植和（或）后腹膜或腹股沟区域淋巴结转移。肝脏表面转移为Ⅲ期。

Ⅳ期：一侧或双侧卵巢肿瘤并有远处转移，如出现胸水，经细胞学检查为阳性定为Ⅳ期，肝实质有转移列为Ⅳ期。

43. 疾病的诊断证明上写着“左卵巢低分化浆液性囊腺癌ⅢC期”是什么意思？

这是卵巢癌的手术病理分期诊断名称。

“左卵巢”是指肿瘤发生部位在左侧卵巢。

“低分化”是指肿瘤的组织分化，分化是肿瘤细胞看起来和正常细胞的差别，一般分化程度越低恶性程度越大。低分化的肿瘤一般生长较快，恶性程度较高。

“浆液性囊腺癌”是肿瘤类型，属于卵巢上皮癌。一般所说的卵巢癌就是指卵巢上皮癌，占卵巢恶性肿瘤的90%左右，包括浆液性癌、黏液性癌、子宫内膜样癌、透明细胞癌、移行细胞癌和未分化癌等。

“ⅢC期”是肿瘤的分期，是肿瘤在体内扩散的范围。Ⅲ期：一侧或双侧卵巢肿瘤，腹腔腹膜**种植**或后腹膜或腹股沟淋巴结转移，其中C是指肿瘤腹腔**种植**肿瘤直径超过2cm，和（或）有淋巴结转移。

卵巢癌手术病理分期诊断有助于制订治疗方案及判断**预后**。

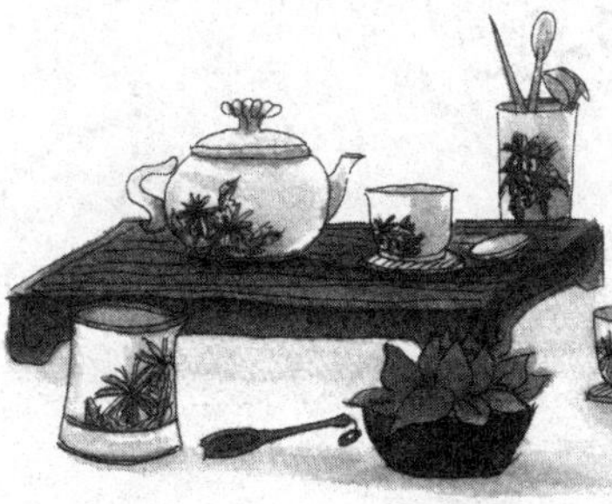

三、治疗方法篇

（一）手术治疗

44. 什么叫根治性手术？什么叫姑息性手术？

根治性手术是指以力求达到根除疾病为目的命名的外科手术，属于局部治疗手段，对不同恶性肿瘤实施根治性手术切除的范围都有具体规定，是恶性肿瘤外科治疗的标准术式之一。对于绝大多数早期恶性肿瘤患者通过根治性手术可以达到根治的目的。

但需注意的是，根治性手术并非都能达到根除肿瘤的目的，此外，某些早期癌症并不需要切除如此大的范围也能达到“根治”的效果，并能保留器官的功能。因此，患者及家属应该听

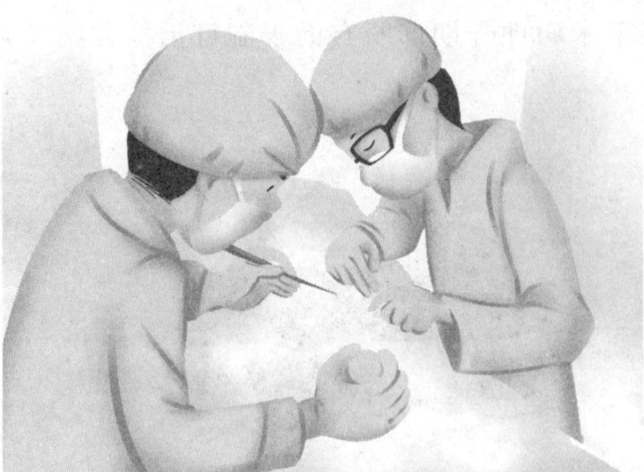

听医生们的建议，再决定是否实施根治性手术或保留器官功能的手术。

姑息性手术是指以减轻患者痛苦、提高生活质量，延长生存期、减轻体内肿瘤负荷为目的切除原发病灶或转移性病灶的手术。

45. 什么是择期手术、限期手术和急诊手术？

外科手术根据疾病的危急程度分为择期手术、限期手术和急诊手术。

择期手术是指可以选择适当的时机实施的手术，手术时机的把握不致影响治疗效果，容许术前充分准备或观察，再选择最有利的时机施行手术。如对良性病变进行的手术、整形类手术等。

限期手术是指需要在一定限期内实施的手术。即外科手术时间不宜过久延迟，手术前也有一定的准备时间，否则会影响其治疗效果，或失去治疗的有利时机的一类手术。如各种恶性肿瘤的根治性手术。

急诊手术是指需要在最短的时间内必须进行的紧急手术，否则会危及患者的生命，如肝、脾破裂导致出血的手术。

46. 手术前为什么要为患者做全面检查？

外科手术是一项有创伤性的诊疗手段，并伴有不同程度的风险。因此，在手术前进行全面的检查是了解患者身体状况、疾病情况、手术耐受能力和可能出现的风险的重要步骤。检查一般包括常规检查和专科检查两方面。手术前常规检查主要包括：血液常规及血型、尿常规、粪便常规、心电图、胸部正侧位 X 线片、超声波检查、肝肾功能、血液电解质、**生化全套**、血糖、**凝血功能**、**乙肝两对半**、丙肝、艾滋病、梅毒的等相关病原学检查。专科检查则要根据病变的部位进一步行造影、CT、MRI 等影像学检查，**腔镜检查**、相关肿瘤标志物检查、细胞学检查、肿瘤组织**活检**或穿刺**活检**病理学检查。所有这些都是为了明确诊断，仔细制订手术计划，更好地完成手术，保障患者健康。

47. 手术前患者应做哪些准备？

首先要做到心理上学会放松，消除紧张心理因素，在心理上产生安全感和对医务人员的信赖，树立战胜疾病的信心。医护人员将向患者及家属讲解本病的相关知识、治疗方法及治疗效果，向其解释本次手术方式及术前、术中和术后的注意事项，使患者减轻焦虑和恐惧心理，积极配合治疗及护理。

其次，术前一段时间需要吃高蛋白、高热量、高维生素及适量脂肪的全营养饮食，以增强机体的抵抗力。术前完善各项功能检查，控制血压、血糖。术前应禁止吸烟、饮酒，做好呼吸道准备。术前饮食根据手术要求进半流食或进流食或禁食。半流质饮食如稀饭、面条、馄饨、粥类等，流食如米汤、面糊、豆浆、菜汤等，但应避免产气食物，如奶类及含糖高的食物等。一般情况下，术前 1 天晚餐后禁食，术前 6 小时禁水，术前晚上要清洁肠道（特殊手术如需肠切除的患者，则需做更充分的**肠道准备**）。在术前 1 天护士会给患者**备皮**（做皮肤准备），协助患者沐浴、更换清洁衣服、遵医嘱配血等，并在夜间观察其睡眠情况，必要时予镇静催眠药。手术当天早晨测量**生命体征**，评估患者全身情况，如遇月经来潮、发热或血压严重异常等情况，可能需延缓手术。

48. 手术前为什么需要患者做好心理上的准备？

手术前有些患者会产生焦虑、紧张、恐惧、不安及抑郁等情绪，可影响患者的睡眠、食欲等，可导致患者健康状况下降，免疫功能减退，致使机体对病毒、病菌等的抵抗力降低，还可导致患者心率加快、血压升高等问题，将会增加手术的风险及术后发生并发症的机会。因此，积极的情绪和良好的心理准备是保证手术顺利进行的首要条件。

49. 手术前为什么患者需要进行呼吸道准备？

手术前进行呼吸道准备是手术后患者因为伤口疼痛而不敢深呼吸、咳嗽和排痰，导致呼吸道分泌物在气道内积聚，降低了肺的通气量，加重气道阻塞，造成肺不张，呼吸道易感染致肺炎。

吸烟的患者应该在手术前1~2周停止吸烟，以减少上呼吸道的分泌物。

练习正确咳痰，方法是：腹式呼吸（用鼻深吸气，尽力鼓起腹部，屏气1~2秒后，嘴唇微缩成吹蜡烛状缓慢呼气，呼气时腹部自然回缩）数次→深吸气→憋住气→放开声门，收缩腹肌使气体快速冲出将痰咳出。

有呼吸道炎症者，术前应用抗生素、雾化吸入等治疗，待感染控制后才可以接受手术。

50. 手术前患者为什么需要禁食、禁水？

所谓禁食、禁水，是指禁止吃食物和饮水。一般手术前都要求患者禁食、禁水，主要目的是排空胃内容物，避免术中、术后发生呕吐造成**误吸**。因为手术操作时刺激腹膜或内脏，某些麻醉药物可刺激消化系统，造成患者呕吐。患者麻醉后呼吸道的保护性反应已减弱，故呕吐物可**误吸**入呼吸道引起阻塞或吸入性肺炎。

正常人胃内物质排空需要4~6小时，当情绪激动、恐惧、焦虑或疼痛不适时，可导致排空速度减慢，因此成人一般在手术前8~12小时开始禁食，以保证胃的彻底排空。有些患者偷偷地瞒着医生和护士进食水，这是非常危险的，极易造成手术中**误吸**，甚至窒息死亡的严重后果。如果术前禁食、禁水时间不够或又吃了东西，则需推迟手术时间，甚至取消该手术。

51. 手术前一天为什么要为患者做手术区域皮肤准备？

皮肤是机体的天然防御线，手术会破坏此防御线而增加感染的机率。手术前进行皮肤准备的目的就是预防手术后切口感染。皮肤准备通常在手术前一天进行。皮肤准备的内容包括除去患者手术区域的毛发、污垢及微生物。此外，手术前一天患者还应修剪指甲、剃须、洗头、洗澡。小儿可以不剃体毛，只做清洗。

52. 月经期患者能做手术吗？

除非是急诊手术，对月经期患者不宜实施择期或限期手术。因为月经期患者脱落的子宫内膜含有较多**纤溶酶原激活物**，导致血液中**纤维蛋白溶解系统**活动增强，容易导致出血量增多，增加了手术危险性。此外，月经期患者抵抗力减低，增加了感染的风险；多数患者手术后需要卧床和留置导尿管，也增加了护理的难度。

53. 手术前患者一直在服用的心血管药物（例如降压药、抗凝药、治疗心律失常的药）停不停用？

降压药及治疗心律失常的药物手术前不要停药，手术当天早晨也要继续服用，这样有利于手术中维持患者的循环稳定，降低手术风险。围术期抗凝药的应用有严格的要求，要咨询主管手术医生和麻醉医生。

54. 手术前戒烟多长时间有效？

戒烟早期，有些患者咳痰量会增加，还有些患者出现新的气道反应性疾病或原有症状加重。戒烟早期还可能出现与尼古丁戒断相关的激动和焦虑症状（也就是烟瘾发作）。停止吸烟 2 天（至少 12 小时），吸烟产生的有害物质和尼古丁水平降至正常，机体由于吸烟导致的缺氧状态会有所改善。但研究表明，只有戒烟 6~8 周以上，手术后呼吸系统并发症才有显著降低。但癌症手术基本上都是择期手术或限期手术，往往不能等这么久才实施手术，至少在手术前戒烟 2 天还是应该能做到的，当然，彻底戒掉更好。

55. 手术前患者特别紧张怎么办？

任何人接受手术治疗时都会紧张，这是正常的反应。消除患者的紧张心理是麻醉医生在患者手术前访视要做的一件事，访视时麻醉医生应向患者解释手术前、后的程序，患者也应要放松心情，如有疑问可向医生咨询消除疑虑。患者家属应该配合医生做一些安慰工作，尽量减轻患者的紧张情绪。如果患者晚上不能入睡可告诉值班医生，值班医生可以给患者服用一些安眠药物帮助睡眠。手术前充足的休息、保持良好的体力对手术和术后恢复很重要。

56. 术前需要履行哪些知情同意手续？什么人有资格签署手术知情同意书？

患者知情同意即是患者对病情、诊断和治疗（例如手术）方案、治疗的益处及可能带来的风险、费用开支、临床试验等真实情况有了解与被告知的权利，患者在知情的情况下有选择接受与拒绝的权利。按国家卫生和计划生育委员会要求应由患者本人签署知情同意书。当患者不具备完全民事行为能力时，才会由其法定代理人签字；患者因病无法签字时，也可以由其授权的人员签字。患者的知情同意选择权是每一个患者都具有的权利，知情同意书可以作为医疗机构履行说明告知义务的证据，也是患者及家属行使知情权的证据。让患者及其亲属能客观认识诊疗目的、效果、可能产生的并发症及意外等情况，充分享有知情权。

在患者接受诊治的过程中，需要患者履行的知情同意手续包括以下几个方面：

（1）术前、术中知情手续：所有手术前主管医生会与患者进行术前谈话，并签署手术知情同意书，其内容包括术前诊断、手术指征、手术方式、可选择的诊疗方法及优缺点、术中和术后的危险性、可能的并发症及防范措施。术中置入身体的内置物（如吻合器、固定器等），术前谈话中会记明选择的类型；术中病情变化或手术方式改变需及时告知患者家属并由被委托人书面在告知单上签名。手术的不确定因素较多，手术引起患者新的疾病甚至死亡的风险与疾病的治疗效果相伴相随。有时候手术可能达不到根治疾病的目的，达不到患者希望的理想状态，甚至使患者失去生命。手术风险具有不确定性、不可预测性等特征。

（2）如果在治疗中进行临床试验、药品试验、医疗器械试验及其他特殊检查、特殊治疗，主管医生将在治疗前向患者及家属告知相关情况，征求意见，由患者及家属签署同意检查、治疗的知情同意书。

（3）创伤性诊疗知情手续：对患者进行任何创伤性诊疗均需进行谈话告知并签写同意书；内容包括当前的主要病情、采取创伤性诊疗活动的目的及必要性、医疗风险、其他可选择的诊疗方法及优缺点、可能的并发症、注意事项及防范措施。

（4）麻醉知情制度：在进行麻醉操作前，麻醉医生会告知患者相关情况，并由患者或被委托人签写同意书；告知内容包括术前诊断、麻醉名称及方式、麻醉风险、防范措施。

（5）输血知情制度：输血前经管医生会向患者告知相关情况，并由患者或被委托人签写同意书；告知内容包括输血的目的、必要性、种类、数量、可能发生的风险、并发症及防范措施。

57. 为什么要签署知情同意书？

签署知情同意书是国家法律法规的要求，国务院颁布实施的《医疗机构管理条例》第 33 条规定：“医疗机构施行手术、特殊检查或者特殊治疗时，必须征得患者同意，并应当取得其家属或者本人同意并签字；无法取得患者意见时，应当取得家属或者关系人同意并签字。”；《执业医生法》第 26 条规定：“医生进行实验性临床医疗，应当经医院批准并征得患者本人或者其家属同意。”

人的生命健康权是受法律严格保护的，个人身体所蕴含的生命和健康只有自己有处置权，其他任何人无权处置。手术这种有风险性的医疗行为包含着对患者身体即健康权、生命权的处置。医生有手术技能，但无权擅自处置患者身体，患者出于治疗疾病的目的，须授权医生为自己实施手术。在手术知情同意书的签名正是患者对其身体支配权的外部表现形式。

58. 手术知情同意书中写了那么多并发症，是否都会发生?

并发症是指患者发生了现代医学科学技术能够预见但却不能避免和防范的不良后果，一般分为两种情况：一种是指一种疾病在发展过程中引起另一种疾病或症状，如消化道肿瘤可能有引发肠梗阻、肠穿孔或大出血等并发症。另一种是指在临床诊疗和护理过程中，患者因治疗一种疾病而合并发生了与诊疗这种疾病有关的另一种或几种疾病或症状。外科手术并发症是影响手术效果极为重要的因素，也常常是损害患者健康甚至致死亡的重要原因。手术知情同意书中写的并发症均是基于手术对组织器官损坏可能带来的病症，术中、术后是否发生并发症受多种因素影响，每位患者的自身状况、疾病情况、医疗单位及医生的技术水平等许多因素都是影响并发症的因素，并发症的发生的机率也受多种因素影响，比如高龄患者手术并发症发生的机率就大于年轻患者。并不是手术知情同意书中写的并发症都会发生，医护人员也在尽力减少并发症的发生。

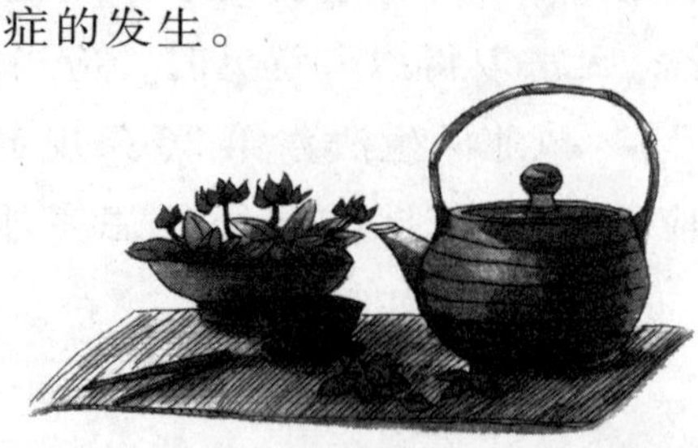

59. 手术前医生找患者谈话，患者及家属需要了解哪些内容？

手术前的患者和家属最重要的是要消除思想顾虑，做好心理和生理各个方面的准备。患者及家属可以向主管医生或主刀医生咨询手术目的、麻醉方式、手术方式以及术中、术后可能出现的各种风险或不适等情况。同时配合医务人员的指导作好术前准备，术前因其他疾病服用药物的应向医生说明，以明确是否需要停药。

60. 手术日患者需要做什么准备？

手术日不要化妆，要去除患者的唇膏、指甲油，以便于手术中观察患者末梢血液循环情况；要取下活动性假牙（义齿），因为假牙可能脱落而阻塞呼吸道；取下发卡、假发、金属物品、饰物等，因为金属会导电，饰物会伤及患者；将随身携带的所有贵重物品，如首饰、钱、手表，交由家属保管；助听器等可暂时戴着，便于与手术室工作人员沟通，可于手术前一刻取下。患者贴身穿着干净的病服；依照要求禁食、禁水；术前要排空膀胱，其目的是为了避免麻醉后造成手术台上排尿，避免手术过程中误伤膨胀的膀胱，避免患者手术后因受麻醉影响或麻醉未清醒而发生排尿困难。

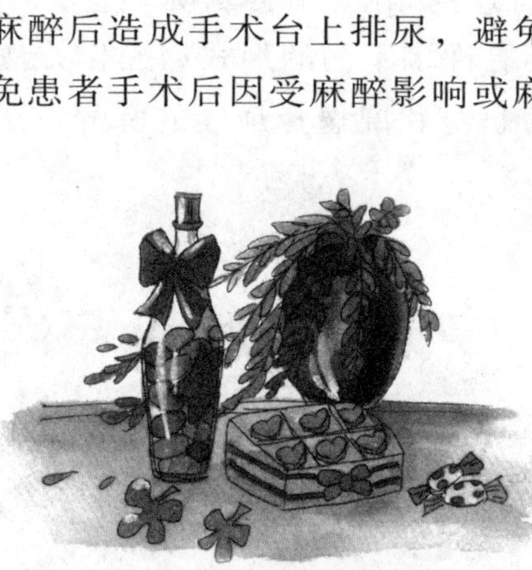

61. 手术当天患者家属应该做点什么？

手术当天患者的直系亲属应该在患者进入到手术室前到达病房陪伴患者，这对患者是一个安慰。在手术进行过程中，家属需在手术等候区耐心等待，不要离开，因为在手术中如果发现一些特殊情况，医生需要及时找家属商谈，并请家属做出决策。手术结束后患者回到病房，在向手术医生和麻醉医生了解病情后，家属就可以按照医院要求留人陪护或由院方监护。

62. 什么样的治疗需要麻醉？

任何可能引起疼痛的手术和检查均有必要进行麻醉。如所有外科、妇产科、耳鼻喉科、眼科、口腔科等各种大、中、小手术，以及胃肠镜检查及治疗、支气管纤维镜检查、膀胱镜检查及治疗、人工流产手术、分娩和介入治疗等均需在麻醉下进行。

63. 主要的麻醉方法有哪些？

主要的麻醉方法有三种：全身麻醉（简称全麻）、局部麻醉（简称局麻）和椎管内麻醉（俗称腰麻）。

每一种麻醉还有许多不同的形式和操作方法，麻醉医生会根据手术方式和患者自身状况选择最佳的麻醉方法。

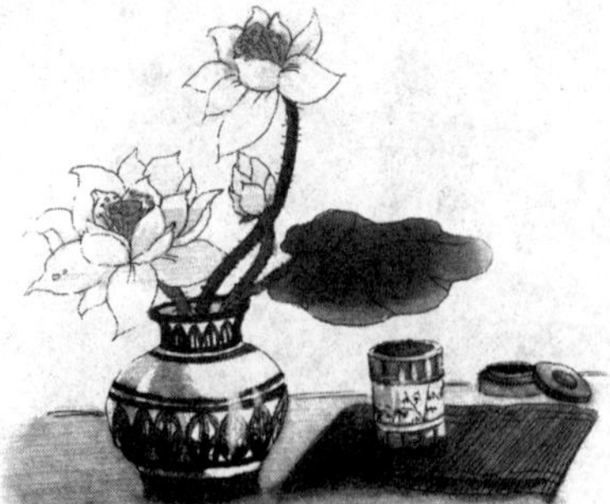

64. 什么是全身麻醉？

麻醉医生可以通过呼吸面罩或气管导管给患者吸入全身麻醉药，也可以通过静脉途径给患者注射麻醉药。麻醉药物产生中枢神经系统抑制，大脑不能从神经系统那里接受任何的疼痛信号，患者表现为暂时神志消失、全身痛觉丧失、遗忘、反射抑制和骨骼肌松弛。麻醉药物对中枢神经系统抑制的程度与体内药物浓度有关，并且可以控制和调节。全身麻醉期间，麻醉医生会使用各种设备严密监测患者的**生命体征**和各重要脏器的功能，适当调整麻醉深度。这种抑制是完全可逆的，手术结束后停止使用麻醉药物，体内残存的麻醉药物可以被代谢分解或从体内排出，患者的神志及各种反射会逐渐恢复。

65. 什么是局部麻醉？

局部麻醉是将局麻药应用于身体外周局部神经时，只产生躯体某一部位的麻醉，使该部位不感觉疼痛。局部麻醉也是完全可逆的，不产生组织损害。常用的局部麻醉有表面麻醉、局部浸润麻醉和神经阻滞麻醉。表面麻醉是将局麻药与局部黏膜（如眼黏膜、鼻腔黏膜、口腔黏膜等）直接接触，穿透黏膜作用于神经末梢而产生局部麻醉作用。我们经常所说的局麻主要是指局部浸润麻醉。局部浸润麻醉是沿手术切口分层注射局麻药，麻醉组织中的神经末梢而产生局部麻醉作用。神经阻滞麻醉不是把局麻药用于神经末梢，而是把局麻药注射于神经干（丛）旁，阻断神经的传导功能，达到手术无痛，常用的神经阻滞麻醉有臂丛麻醉和颈丛麻醉。

66. 什么是局麻强化麻醉?

有些可以在局部麻醉下完成的手术，由于患者会感觉到紧张、恐惧，甚至不配合行为，需要在局部麻醉的同时辅助基础麻醉。基础麻醉就是静脉应用一些药物使患者进入一类似睡眠但非麻醉的状态，患者保留自主呼吸，对手术过程无知晓。手术过程中要求麻醉医生连续监测患者的心电图、呼吸、血氧等重要**生命体征**，掌握好用药剂量和浓度，同时要准备好急救设备，及时发现和处理一切异常情况。

67. 什么是椎管内麻醉?

广义上讲椎管内麻醉也属于局部麻醉的范畴，但所能麻醉的范围更广，因其独特的解剖特点而单归一类。硬膜外麻醉和蛛网膜下腔麻醉（简称腰麻）都属于椎管内麻醉。椎管是椎骨和周围韧带围成的管状结构，内有脊髓，脊髓周围依次有软脊膜、蛛网膜和硬脊膜包裹，硬脊膜和蛛网膜毗邻比较紧密，在椎骨和周围韧带与硬脊膜之间的潜在性间隙称为硬膜外腔，在蛛网膜与软脑膜之间的潜在性间隙称为蛛网膜下腔。在后背的适当位置经椎骨间穿刺把局麻药注入硬膜外腔即硬膜外麻醉，把局麻药注入蛛网膜下腔即蛛网膜下腔麻醉。

68. 通常所说的“全麻”或“半麻”指的是什么?

“全麻”即全身麻醉，手术中患者将完全失去知觉和痛觉，医生经静脉将麻醉药物注入患者的体内，在患者睡着后将气管插管插入，帮助患者呼吸，并吸入麻醉气体。

“半麻”包括：硬膜外麻醉、腰麻（蛛网膜下腔麻醉和腰硬联合麻醉）。“半麻”下患者是清醒的，如果患者希望睡着，也可以给予镇静剂。

69. 全身麻醉对大脑会不会有损伤？

常有患者问麻醉医生“全身麻醉会不会损伤大脑影响智力或记忆力？”回答是不会的。目前临床使用的所有全身麻醉药其作用都是短暂的、一过性的，即停止使用后经过短时间的代谢分解排出体外，其麻醉作用也会完全消失，更不会遗留中枢神经系统的任何伤害和不良反应。因此不必担心全身麻醉会损伤患者的大脑。

70. 椎管内麻醉后会不会落下腰痛的毛病？

椎管内麻醉是在后背的适当位置进行穿刺，经过脊椎间的间隙给药而达到暂时阻断神经的作用，操作过程中穿刺针要依次经过腰背部特定的皮下组织、肌肉、韧带等，虽然针头非常细小可能也会导致腰背部的肌肉、韧带损伤，像其他所有侵入性的操作一样，这些损伤的组织需要有修复的过程，所以椎管内麻醉后腰部会有轻微不适或疼痛，只要术后注意休息，一般 1～2 周后都可痊愈，不会落下长期腰痛的后遗症。

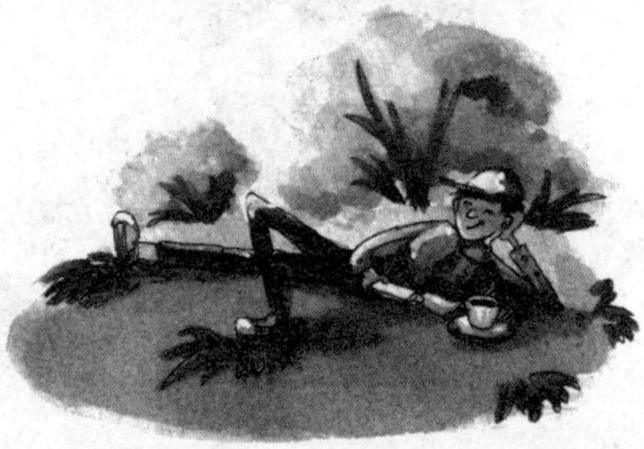

71. 什么是气管插管？会不会很难受？

全身麻醉后患者的自主呼吸消失，为确保患者呼吸道通畅，需要在患者的气管内置入一根气管导管与麻醉机相接以控制呼吸。气管导管通常从患者的口腔或鼻腔插入气管内，插管前麻醉医生会从静脉注射一些药物使患者意识消失、呼吸停止、肌肉松弛（临床上称为麻醉诱导），然后才行气管插管，所以患者对整个插管过程没有感觉，也不会感到难受。

72. 麻醉有什么风险吗？

麻醉的风险性不仅与外科手术大小、种类、麻醉方法有关，而且还与患者术前的身体状况及内、外科疾病有关。实施麻醉后会影响患者生理状态的稳定性、手术创伤和失血可使患者生理功能处于**应激状态**、外科疾病以及并存的内科疾病会引起不同程度的病理生理改变，这些都能增加麻醉的风险。因此“只有小手术，没有小麻醉”。麻醉医生的工作就是使这些风险降到最低，手术前会完善一些必要的检查和准备，将患者的身体调整到最佳状态，手术过程中会利用先进的仪器随时监测患者的**生命体征**，以保证麻醉安全。如发现由于手术、麻醉或是患者原有的疾病产生威胁患者生命的问题时，会及时采取各种措施，维持患者生命功能的稳定。

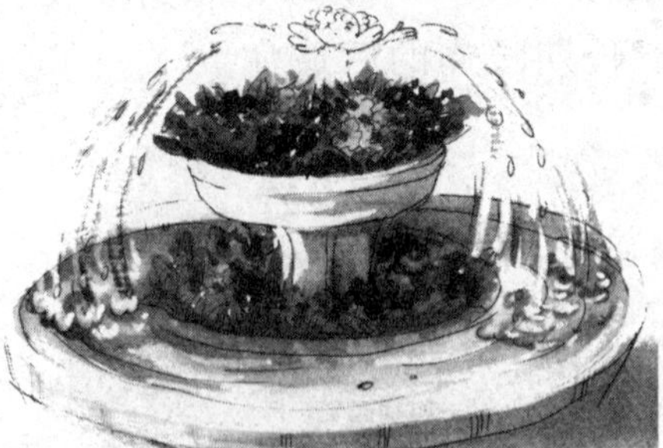

73. 为什么要签署麻醉知情同意书？家属可以代签吗？

由于个体差异及合并疾病的不同，每个人对麻醉的耐受和反应都不一样，麻醉过程中可能会出现意外和并发症。任何麻醉都伴随着一定的风险，作为患者及家人有必要也有权利充分了解麻醉存在的风险，这就是为什么手术患者都要进行麻醉前谈话并签字的原因。

原则上只要患者有一定的认知能力，那么患者的意愿永远是第一位的，应该由患者本人签署术前麻醉知情同意书，这是患者的权利。但如果家属和患者本人有良好的沟通，家属能够代表患者的意愿，患者本人又签署了委托协议，委托给某位家属做主，那么这位家属可以代签麻醉知情同意书。

74. 为什么麻醉医生术前要访视患者？

为减少麻醉手术后并发症，增加手术安全性，麻醉医生需要在手术麻醉前对患者的全身情况和重要器官生理功能作出充分的评估，评定患者接受麻醉和手术的耐受力，并采取相应的防治措施，选择适当的麻醉药物及方法，这都需要手术前对患者进行访视。麻醉医生在手术前需要了解的情况包括：①病史：患者是否有心脏病、高血压、糖尿病、气管炎、哮喘、青光眼等疾病；②过敏史：患者是否对药物（尤其是麻醉药）和食物过敏，**过敏反应**是否很严重；③手术及麻醉史：患者是否接受过手术和麻醉，有无不良反应等；④生活习惯：患者是否吸烟，每天吸几支烟，是否经常喝酒，睡眠好不好等。麻醉医生根据患者的不同情况制订相应的麻醉方案，同时向患者及家属解释有关的麻醉注意事项，回答患者提出的问题。签署麻醉知情同意书和决定术后镇痛方式也是在手术前访视时完成。总之，有效的手术前访视可以让麻醉医生对将要进行的麻醉做到心中有数，是患者麻醉安全的重要保证。

75. 麻醉医生为什么要询问患者的既往病史和目前的身体状况?

由于麻醉和手术会对人体的各项生理功能产生影响，所以麻醉医生要尽可能多地了解患者的情况。麻醉医生在手术中除了使患者解除疼痛、感到舒适外，同时要全程监测患者的各项**生命体征**，保证患者术中各重要**生命体征**平稳。麻醉医生必须熟悉患者的身体状况及既往疾病的治疗经过，这样才能为手术选择合适的麻醉方法和监护措施，并把目前的治疗延续到手术中。对病情的详尽了解将帮助麻醉医生对麻醉、手术中发生的异常情况做出快速、准确的判断和有效的治疗。

76. 麻醉医生为什么要了解患者的吸烟史和饮酒量?

香烟和酒精对机体的影响很大，有时甚至超过服用药物的作用。由于烟、酒对人体的心、肺、脑、肝等系统会产生不同的影响，所以吸烟、饮酒可改变术中药物的作用。酒精依赖症的患者中枢神经系统对吸入麻醉药和静脉诱导药有较高耐受性。由此可见让麻醉医生了解患者吸烟、饮酒的情况是十分重要的。有些患者会有所保留地告诉医生自己吸烟及饮酒的数量，要知道麻醉医生只有充分了解身体状况，才能为患者提供安全的麻醉方法，所以要对医生讲实情。

77. 手术前化疗对麻醉有影响吗？

使用化疗药后会对身体各脏器产生毒性作用，主要表现为心脏毒性（心功能不全、心律失常、心电图改变等）、**骨髓抑制**、重要脏器功能损害（肝、肾、肺等）、**胃肠道反应**、**过敏反应**等，化疗药也会与麻醉药物产生相互作用，增加麻醉和手术的风险。不过作为患者不用担心，麻醉医生会根据个体的身体状态和所用的化疗药物制订相应的麻醉方案，以确保患者术中安全平稳。

78. 松动的牙齿或假牙对麻醉有什么影响吗？

如果患者有松动的牙齿或者假牙的话，麻醉医生在气管插管时可能会损伤到牙齿，导致牙齿脱落、牙龈出血，牙齿可能会掉入气管引起窒息。所以对于活动性的或能取下的假牙，术前要求全部取下，交家属保存。特别是前面的单颗假牙最好摘掉，后面的固定假牙没有关系，整口的假牙不用摘掉，戴着还可以保护牙龈，起支撑作用。明显活动的前门牙，在手术前应请口腔科医生处理。

79. 患者可以选择麻醉方式吗？

可以。一些手术可以采用多种麻醉方法，麻醉医生在了解、分析手术要求和患者具体情况之后，将会选择一种合适的麻醉方法，告知患者并做必要的解释。如患者对某种麻醉有自己的看法，可以对医生提出，医生会考虑患者的意见，并结合麻醉原则要求制订出安全、有效、舒适的麻醉计划。

80. 肿瘤患者通常采用什么麻醉方式?

肿瘤手术的麻醉方式有多种：吸入或静-吸复合全身麻醉、持续硬膜外麻醉、局部阻滞麻醉等。麻醉方式要结合肿瘤患者的具体情况及手术特点来选择，既要保证患者安全，还要满足手术中无痛、肌肉松弛、消除内脏牵拉反射等手术要求。目前，大部分肿瘤手术因为手术需要切除的范围大，对麻醉的要求较高，所以通常采用全身麻醉。也有一些小的手术会采用其他的麻醉方式，如四肢表皮的小肿瘤可在局麻下完成、妇科宫颈锥形切除的手术可选用局麻强化麻醉等。

81. 全身麻醉结束后患者醒来时会有什么感觉?

一般全麻恢复时，由于麻醉药物的作用还没有完全消失，患者可能会嗜睡，可能会有伤口疼痛或咽部不适，留置导尿管者可能因为尿道受到刺激有想尿尿的感觉等。通常麻醉医生在术前访视时会嘱咐患者，如果手术后麻醉恢复时出现这样的情况如何配合医生解决不适。比如：如果有导尿管可以直接排尿、如果伤口疼痛医生可给予合适剂量的镇痛药。

82. 年龄不同对麻醉的反应有什么不同?

一般来讲，处于相同环境中年龄越大，麻醉与手术风险越大。与年轻患者相比，老年患者常合并有糖尿病、高血压、心血管疾病、脑血管病等全身性疾病，这些**高危因素**会增加手术及麻醉的困难程度。对于老年患者，除非紧急手术，需要在手术前将患者的各项合并症尽可能控制在代偿良好的范围内，以降低麻醉风险。老年患者对于麻醉药的耐受程度、代谢排泄都要差于年轻患者，麻醉风险增加。但麻醉和手术的风险是由多种因素决定的，比如麻醉医生的经验、患者所就诊医院的综合实力等，所以手术风险应该结合环境因素综合判断，只要准备充分，给老年人做手术也可顺利完成。

83. 患者应该怎样配合麻醉和手术？

麻醉与手术能否顺利进行，除了医务人员的技术水平和认真负责的工作精神外，患者配合也十分重要。

（1）要树立信心，相信医生，放松心情。过分紧张、睡眠不好可使手术当天血压波动，影响麻醉和手术。

（2）要严格按照医生的嘱咐进行准备。对医生要讲实话，尤其是全身麻醉手术前，是否吃了东西，是否发热，女性患者是否有月经来潮等都应先告诉医生，让医生考虑是否暂停手术，以免引起不良后果。

（3）进手术室前要排空大、小便，戴有活动假牙的患者要取下假牙，以防麻醉插管时脱落，误入食管或呼吸道。不要把贵重物品带进手术室。

（4）不同的手术，不同的麻醉，所采取的体位不同。腰麻和硬脊膜外麻醉，需患者采取坐位或侧卧位进行穿刺操作，当医生和护士为您摆好体位后不能随意移动或改变，如有不适或疼痛，可告诉医生，乱动会影响穿刺操作。

（5）有的手术要插导尿管或胃管，这些导管都会给您带来一些不适或疼痛，需要忍受，千万不能随意将导管拔出。

（6）非全身麻醉手术，患者在手术台上处于清醒状态，应安静闭目接受手术，不要随意和医护人员说话，更不要胡乱猜疑医护人员的某些话，以免引起误会或枉背包袱。

84. 手术结束后患者什么时候才能被送回病房?

随着危重疑难患者施行复杂麻醉和手术的增加，手术的结束并不意味着麻醉作用的消失和主要生理功能的完全恢复，再加上手术麻醉期间已发生的循环、呼吸、代谢等功能的紊乱未能彻底纠正，麻醉后仍有发生各种并发症的危险。麻醉、手术后的患者仍需要由经过专业训练的医护人员在麻醉后恢复室进行精心治疗、护理，麻醉后常见的恶心、呕吐、疼痛、血压过高或过低等并发症才能得到及时处理。全麻患者必须在完全清醒（意识清醒、肌力恢复）后，并且各重要**生命体征**平稳才能送至病房。对于病情危重还需要手术后持续监护治疗的患者，必须送重症监护病房治疗。

85. 麻醉恢复室是怎么回事?

麻醉后恢复室又称为麻醉后监测治疗室，负责对麻醉后患者进行严密观察和监测，直至患者的**生命体征**恢复稳定。恢复室紧邻手术室，以便于麻醉医生或外科医生对患者的观察及处理，如发生紧急情况也便于送往手术室进一步治疗。

手术与麻醉都会在一定程度上扰乱人体的正常生理，特别是对那些术前一般情况较差、经受了全身麻醉或大型手术的患者。手术后患者如存在麻醉未醒、呼吸循环功能不稳定等需要持续监护的情况，将被送入麻醉恢复室。麻醉恢复室内配备有专门的麻醉医生、麻醉护士及齐全的设备，能实施及时有效的监测和抢救，使患者顺利度过手术后、麻醉后的不稳定时期，保障患者的安全。

86. 什么样的患者需要到重症监护室监护？

重症监护病房又称为ICU，是英文Intensive Care Unit的缩写，原意为加强护理单位。重症监护病房是利用各种各样的现代化设备及先进的治疗手段，如呼吸机、监护仪、输液泵、起搏器、冰毯、胃肠道外营养等治疗手段，对各种各样的危重患者，进行非常密切的观察并用特殊的生命支持手段，以提高这些患者存活机会的一个特殊治疗护理病区。ICU收治对象：原则上为各种危重的急性或慢性的可逆性疾病。主要包括：①各种复杂大手术后患者，尤其术前有合并症（如合并心脏疾病、糖尿病、高血压等）或术中**生命体征**不稳定者（如循环呼吸不稳定、大出血以及手术创伤比较大可能出现并发症的患者）；②心、肺功能衰竭的患者；③各种类型的休克；④有严重心律紊乱的患者；⑤严重感染、败血症、感染性休克等**生命体征**不稳定的患者；⑥器官移植术后；⑦各类急性脑功能障碍危重期的患者；⑧营养及水、电解质及代谢严重失衡者的患者；⑨各种原因心跳呼吸骤停，心肺复苏后需进一步生命支持；⑩其他危重症需ICU监测和治疗的患者等。

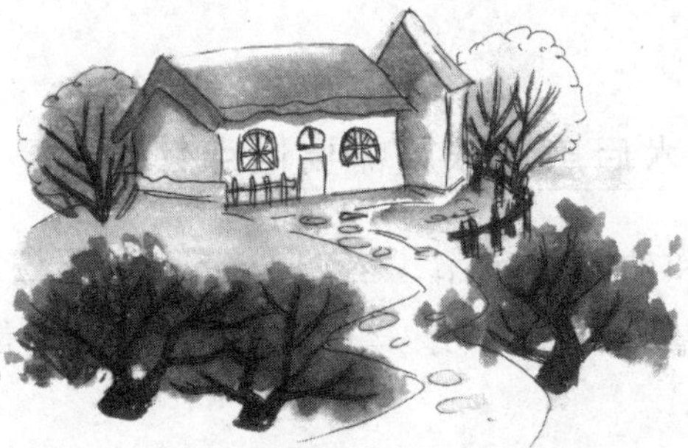

87. 手术后患者该如何与医护人员配合，以利于身体的康复？

癌症和其他疾病一样，有相当数量的患者是可以治愈的。对癌症不要过分恐惧和悲观，这不但无助于治疗，相反，由于精神过度紧张和焦虑，寝食不安，会降低机体的抵抗力，对术后恢复不利。既然手术已经成功，手术后患者更应放下思想包袱，吃好、睡好，增强自身的抵抗力。

针对癌症的手术通常是需要在全身麻醉下进行，麻醉过程中需要在患者的气管内留置一根导管，所以，手术后可能会痰液比较多，为防止呼吸道感染，要尽量把痰液排出。

饮食方面也要做到荤素搭配，多补充蛋白质、维生素、矿物质等，使摄入的营养比消耗的多，以提高机体的抗癌能力。如果医生没有提出特别要求，原则上不必忌口，多吃富于营养的食物，如肉、鱼、蛋、豆类、谷类等，尤其要多吃新鲜蔬菜和水果，因其中含有丰富的维生素 C，对抗癌有一定的作用。不要吸烟，不要喝酒，不吃酸、辣等刺激性的食物，不吃过冷或过热的食物。

由于治疗癌症的手术常常是切除或部分切除某脏器，对生理功能损伤往往较大，因此，恢复时间可能会较长。伤口愈合后应适当进行锻炼，原则是量力而行，循序渐进，持之以恒。

88. 手术后患者家属需要做点什么？

为了减轻和消除手术给患者身心带来的创伤，使患者尽快康复，往往需要患者家属、亲友的配合及参与才能获得更好的效果，可在以下几个方面积极发挥作用：

（1）心理支持：积极安慰和鼓励患者，认真倾听患者的倾诉，并给予支持和理解。帮助患者分散注意力，使患者放松心情，如帮助患者按摩、锻炼、听音乐等。保持环境的整洁舒适，并始终陪伴在患者身旁。严格遵从医嘱，对有疑虑的患者给予心理疏导，讲解治疗的重要性。

（2）切口照顾：保持局部的清洁和卫生，避免伤口感染，伤口拆线前尽量避免碰撞挤压。发现伤口有感染、化脓、流血等情况时应请医护人员处理。

（3）各种引流管：对引流管要注意是否通畅，观察其引流量、引流液的色与质。在患者翻身或下床活动时则应固定好引流管，防止其脱落。

（4）饮食方面：术后饮食应严格遵守医务人员的嘱咐。消化道术后等胃肠道功能恢复后，饮食初期应为流食、半流质饮食，如牛奶、稀饭、藕粉、红枣粥、肉汤等，继而是易吞食、易消化、营养丰富的软食，如面包、馄饨、面条等，配以肉、鱼、蛋、豆制品、蔬菜、水果等，对部分虚弱或胃肠功能不足的应采用少量多餐的方式。部分患者可根据需要给予**要素饮食**。

（5）早期活动：术后活动可以分床上活动和离床活动两种。床上活动主要是为患者翻身、拍背、按摩腿部或进行上下肢活动。为带有输液管或其他导管的患者翻身时，应保护好导管以免脱落，翻身后检查各导管是否扭曲、折叠，注意保持管道通畅。尽早离床活动可以增加肺的通气量，有利于气管分泌物的排出，减少肺部并发症；促进血液循环，防止静脉血栓的形成；促进肠蠕动恢复，腹部手术患者减少肠粘连；有利于患者排尿，防止尿潴留。但是，患者担心活动会使疼痛加重，甚至怕切口裂开。因此，应帮助患者消除顾虑，并协助其活动。离床活动应在患者的病情稳定后才进行，在护士或陪护家属的协助下，先让患者在床边坐几分钟，无头晕不适者，可扶着患者沿床缘走几步，患者情况良好时可进一步在室内慢慢走动，最后再酌情外出散步。

89. 术后伤口疼痛怎么办？

伤口疼痛是许多患者最担心的问题之一，伤口疼痛是人体应激反应的一个重要表现，是一种正常的生理心理活动。疼痛的程度与伤口大小、手术部位等有关，与人的焦虑情绪也密切相关，焦虑情绪越严重，机体的痛阈越低，心理上高度恐惧的患者对疼痛的敏感性增高。由于每个人对疼痛的敏感性不同，疼痛的程度因人而异。但是，随着医学的发展，已经可以解除或减轻患者术后疼痛。通常有两种方法减轻创口疼痛。一种方法是在静脉或硬膜外腔留置手术后镇痛泵注药，该方法可以持续、平稳地减轻疼痛，但部分患者有较明显的头晕、恶心等不适；另一种方法是在疼痛剧烈时肌内注射镇痛药，该方法止痛效果好，但持续时间短，通常可持续 2～4 小时。疼痛最明显的是手术后 48 小时内，以后渐渐缓解。手术后常用的止痛药都有不同程度的抑制胃肠运动的副作用，会影响患者下床活动的恢复，但短期使用不会产生依赖性。

90. 术后疼痛对患者有什么影响？常用的术后镇痛方法有哪些？

术后疼痛可引起患者心率增快、血压升高等症状；患者还可因疼痛无法或不敢用力地咳嗽，可能会导致肺部并发症；疼痛导致的胃肠蠕动减少会使胃肠功能恢复延迟；疼痛造成的肌肉张力增加、肌肉痉挛、限制机体活动等会促使深静脉血栓的形成；疼痛还可导致失眠、焦虑、恐惧等情绪障碍。手术后疼痛控制不佳是发展为慢性疼痛的危险因素。

目前常用的术后镇痛方法是放置术后自控镇痛泵。术后自控镇痛泵给药途径有三种：①经过静脉途径：通道接在静脉内给予镇痛药；②经过硬膜外途径：通道接在硬膜外腔给药；③经过皮下或神经根途径：通道接在皮下或神经根给药。一般无需借助手控开关，自动开关给药即可满足患者需求。个别疼痛阈较低的患者可加用手控开关，根据疼痛的程度患者可自行按压手控开关增加镇痛药物的剂量。手术后自控镇痛泵更容易维持最低有效镇痛药浓度，且给药及时、迅速，基本解决了患者因为个体差异对于止痛药的需求，有利于患者在任何时刻、不同疼痛强度下获得最佳止痛效果。

91. 术后恶心、呕吐与麻醉有关吗？

麻醉当中应用的一些药物会导致术后恶心、呕吐，女性患者发生机率要高于男性。同时部分肿瘤患者术中会在病变部位（盆腔或腹腔内）预防性应用一些化疗药物，这也会导致术后的恶心、呕吐。预防性的应用止吐药物会减少其发生机率，也会改善恶心、呕吐的症状。

92. 术后患者为什么要穿弹力袜？

手术时间长、术后患者卧床等，都可能造成手术后下肢静脉血栓的发生。此外，恶性肿瘤、肥胖、高龄、留置中心静脉导管等也容易导致下肢静脉血栓的形成。局部可能出现的症状包括肿胀、疼痛或压痛、静脉曲张等。术后穿弹力袜，通过逐级递减的

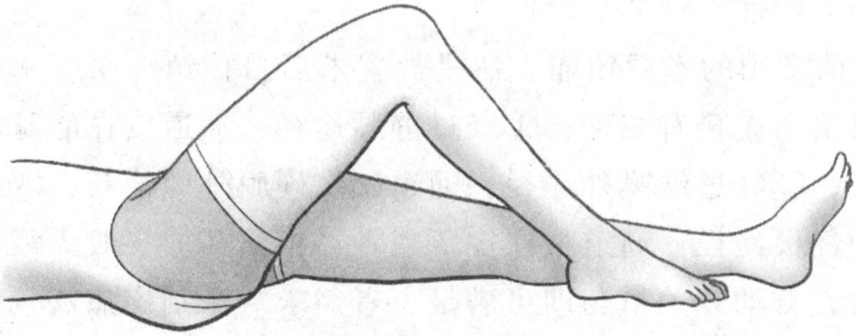

腿长型弹力袜

压力，利于下肢血液的回流，有效预防下肢静脉血栓的发生。

93. 怎么正确的穿弹力袜呢?

（1）护士根据患者体型选择合适尺寸的袜子；弹力袜分两种长度，一种是腿长型，适合卧床的患者；一种是膝长型，适合能够下地活动的患者。手术后的患者，根据病情由腿长型逐渐过渡到膝长型。

（2）手术当天早晨，护士为患者穿好弹力袜，再送患者去手术室；或者手术后回病房，立即为患者穿上弹力袜。

（3）早上起床前，躺在床上穿袜子；如已起床，让患者重新卧床，抬高下肢 10 分钟后再穿。保证穿好的弹力袜平整无皱褶。

（4）每天可以脱下弹力袜两次，建议早晚各一次，检查下肢皮肤情况；但每次脱袜时间不宜超过 30 分钟，休息活动片刻后请再次穿上弹力袜。经常检查袜子有无皱褶、滑落，以免影响效果。

94. 弹力袜如何保养?

弹力袜需保持清洁，应用温水、中性皂液手洗，清洗时不要用力过猛，避免损害特殊弹性纤维。请勿使用漂白剂、热水或洗衣机清洗，清洗后吊挂或平铺阴干，避免阳光曝晒损伤袜子。请勤剪手脚指甲，在干燥的季节要预防脚后跟皮肤皲裂，特别注意在穿或脱弹力袜时避免刮破弹力袜。此外还要经常检查鞋内是否平整，防止杂物造成弹力袜不必要的磨损。

95. 术后患者为什么要进行早期活动?

由于手术创伤的打击，精神和体力的消耗，加之有的患者也害怕起床活动会影响伤口愈合，一般患者手术后都愿意静卧休息。其实，早期活动可使患者机体各系统功能保持良好的状态，预防并发症的发生，促进术后身体的康复，那么早期活动有什么

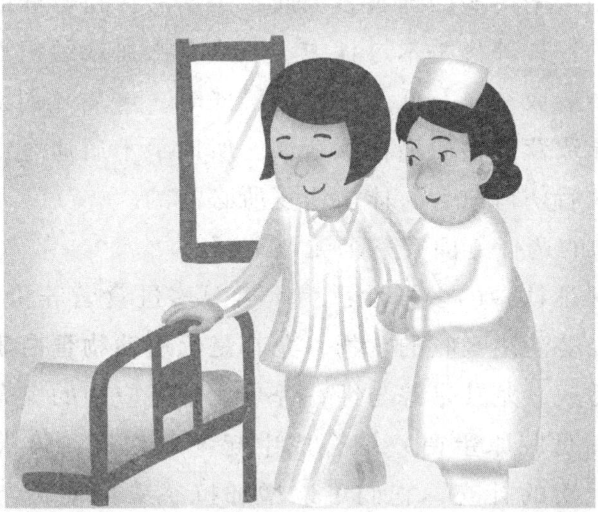

好处呢？

早期活动可以增加患者的肺活量，促进呼吸和肺扩张，可减少肺炎、肺不张的发生；促进血液循环，防止下肢静脉血栓形成；避免因肢体肌肉不活动而导致的肌肉萎缩；促进胃肠蠕动和排气，减轻腹胀和便秘；促进膀胱功能恢复，避免排尿困难；活动还可以增进患者食欲，利于身体康复。

手术后当天，患者即可在床上进行深呼吸、四肢屈伸活动及在他人协助下翻身。次日可在他人协助下床边扶坐，无不适可扶床站立，室内缓步行走。活动时要掌握循序渐进、劳逸结合的原则，逐渐增加活动范围和活动量。避免没有准备而突然站立。感觉头晕、心慌、出虚汗、极度倦怠时应及时休息，不可勉强活动。

96. 术后近期饮食注意事项有哪些？

手术过后的饮食非常重要，稍有不慎不仅会影响患者的康复，还可能带来更多的损害，因此，手术后保持营养的均衡是非常重要的，各种外科手术过程中一般都有出血或组织液渗出，因此很可能会造成贫血及低蛋白质症，同时，疼痛、创伤及手术中的刺激会导致营养物质消耗的增加。所以手术后通过饮食保持营养均衡是术后伤口愈合、体质恢复所必需的。

在食物的选择方面有三个注意事项：

（1）保证饮食的多样性：手术后要多进食营养价值比较高、清淡而又容易消化吸收的食物，尤其是**优质动物蛋白质**；其次是补充微量元素，尤其是锌与钾，锌是化学反应中的媒介，在促进蛋白（尤其是胶原蛋白）的合成中起重要作用；再次是各种维生素及纤维素的补充，它们可以增加抗感染的能力，而维生素

A、维生素 C、维生素 E 还可以促进伤口愈合；要避免食用猪油、动物内脏、鳗鱼，少吃肥肉及含胆固醇较高的海鱼等，还要避免烟、酒及浓茶等。

（2）根据手术类型与患者病情选择食物：不同的手术类型在选择食物时也有不同的侧重点。消化系统疾病手术后饮食宜清淡和细腻，这时考虑的是利于胃肠道的功能重建和恢复，一些蛋白粗纤维或植物粗纤维则应慎重摄入；术后一天内不宜进食牛奶、豆浆等易胀气的食物。能正常进食时，应给予熟烂、嫩、软、少渣以及营养搭配合理的食物。切忌为让患者增进食欲而投其所好，进食辛辣、富含脂肪或煎炸的食物。妇科手术后宜选择性温热的食物，来促进体力恢复、活血化瘀，以及促进子宫收缩。可用牛肉、鸡肉、鸽肉等高蛋白动物性食物作为主料，而适量减少碳水化合物的比例。

（3）根据术后时间选择食物：多数患者手术后 2~3 天开始恢复肛门排气，这表明肠道的功能开始恢复。早期进食和活动可增进肠道蠕动的恢复。如无特殊情况，排气后可进流质饮食（粥水、汤水等），饮食一般第一阶段开始以清流食为主，如米汤、藕粉、果汁、蛋花汤等，随病情稳定进入第二阶段，改为流食，如牛奶、豆浆等；第三阶段改为半流食，如粥等；第四阶段为软饭或普通饭。

97. 手术后患者什么时候可以开始进食？

手术后饮食的是否恰当关系到患者是否能够顺利恢复，手术后何时开始进食，采取何种饮食为宜，要根据患者具体情况而定。过早进食还有可能引起并发症，但进食过迟也是有害无益的。手术后进食时间应根据手术类型、麻醉方式和患者恢复情况而定。一般妇科手术后24～48小时禁食；第2～3天肠道功能恢复、肛门排气（即俗称“放屁”）后，可按医嘱开始进少量流质饮食，然后逐渐增加至全量流质饮食；对同时有胃肠切除吻合或有破裂口修补者，术后禁食并保留胃管，直到胃肠道功能恢复、肛门排气，医生会根据病情给予饮食。

98. 癌症患者术后多久能拆线，影响伤口愈合的因素有哪些？

手术后一般伤口愈合拆线的时间是：头面部4～5天，腹胸背部7～12天，四肢12～14天。一般卵巢癌开腹术后7～9天可以拆线。

影响伤口愈合的因素有很多，包括：①年龄（特别是老年人，愈合速度会慢）；②伤口存在感染或污染；③患者合并贫血（出血性及慢性）；④营养状况（营养不良或肥胖；缺乏维生素A或维生素C，微量元素锌、铁或铜）；⑤合并其他疾病（如肝硬化、血管性疾病、糖尿病、慢性肺病、尿毒症等）；⑥药物史（特别是类固醇类和激素类药物）；⑦放射线及化疗；⑧缝合方法、引流、异物等；⑨饮食调养情况（烟、酒、辛辣饮食）。

99. 患者术后多长时间可以洗澡？

首先要看伤口的愈合情况，一般愈合良好、无红肿疼痛化脓等，拆线3～7天就可以洗澡了。洗澡时需注意水温适宜，不要用力揉搓伤口，伤口局部也不应浸泡时间过长，毕竟局部刚愈合伤口皮肤较薄，且长时间浸水容易引发感染，一般主张采用淋浴的方式，避免盆洗或泡澡。其次，体弱的患者洗澡时需有人陪伴，且时间不宜过长。

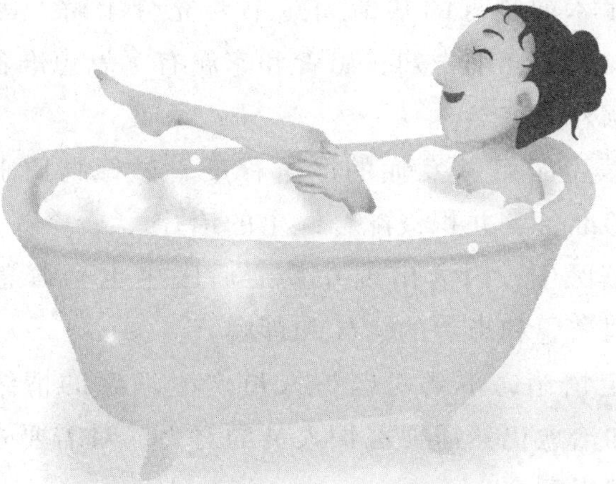

100. 如果有了术后并发症，患者和家属应该怎么办？

虽然外科技术已日臻完善，大多数患者手术后都可顺利康复，但仍有少数患者会发生各种不同的并发症。从总体上可将术后并发症分为两大类：一类为一般性并发症，即各专科手术后共同的并发症，如切口感染、出血和肺炎等；另一类为各特定手术的特殊并发症，如肠切除术后吻合口瘘等。

并发症是指某一种疾病在发生发展过程、治疗和护理过程中，发生与这种疾病有关的另一种或几种疾病。《医疗事故处理办法》中规定的“难以避免的并发症”，是指诊疗护理过程中，由于一种疾病合并发生另一种疾病，而后一种疾病的发生是医务人员难以预料和防范的。这说明，一种疾病并发另一种疾病所导致的不良后果，并非由于医务人员的诊疗护理过失所致，因此不属于医疗事故。目前，我国法律对医疗损害的归责采用过错责任原则，即医疗机构及其医务人员只有在对医疗损害的发生存在医疗过错的情况下才承担民事责任，无过错即无责任。因此，出现并发症后应注意以下几点：

（1）对手术前签订的知情同意书要充分了解，因为这时医生对术后并发症会详细告知，患者和家属有了思想准备，出现并发症不会太意外和突然。

（2）向医生了解并发症的严重程度，做好物质上、心理上等各个方面的准备，并积极配合医生的治疗。

（3）相信医生，因为出现并发症后医生也会着急并积极处理，需要得到家属和患者的信任和理解。

（4）稳定情绪，不要对医护人员产生埋怨的情绪，因为并发症的处理和治愈仍然需要医护人员的努力，对需要外请会诊医生会诊的要积极配合。

101. 尿管拔除后患者不能自解小便，该怎么办？

绝大多数患者拔除尿管后可自行解小便，但有少数患者尿管拔除后不能自解小便，引起这种现象的原因可能有患者不习惯床上解小便、留置导尿管导致尿道黏膜水肿、或膀胱敏感性降低等，通常都是暂时性的。建议患者首先要放松紧张情绪，不要太急躁，也可以由家属搀扶患者下床试试，或用热毛巾热敷或手按摩下腹部、或有尿意时听流水声。必要时护士会帮助患者先进行膀胱训练后再拔除导尿管。

102. 术后患者为什么会出现发热现象？

通常在手术后 3~5 天内，患者体温会有轻、中度的升高，通常在 38℃左右，这是机体对手术创伤的一种正常反应，一般不需要特殊处理。如果体温高于38℃或患者对体温升高感觉不适，可给予温水擦浴、酒精擦浴、冰袋冷敷等方法进行物理降温。一般在手术3~5天后体温可以逐渐恢复正常。但如果术后体温升高持续不降或术后3~5天体温恢复正常后又升高，则有可能是发生了切口感染或其他并发症，医生会查找原因，并进行相应的处理。

103. 患者带尿管出院需要注意什么？

有些患者术后需要带尿管出院，自行护理需要注意以下几个方面：

（1）导尿管留置时，为避免感染及尿管阻塞，请务必多喝水，每日至少2000ml，以增加排尿量；每日尿量至少维持在1500ml，以稀释尿液及产生自然冲洗力。

（2）集尿袋引流位置须在您的尿道口以下位置，以充分引流尿液，同时避免因尿液逆流造成的尿路感染，但勿放置于地上，可用别针固定于裤腿膝盖左右位置。

（3）导尿管与集尿袋接头应保持密闭，以防受污染。

（4）每日消毒会阴部、尿道口，解完大便后需注意清洁。

（5）导尿管和集尿袋管子不可扭曲或受压，以防阻塞，穿宽松透气的内衣，且不可拉扯，以防出血。

（6）尿量超过集尿袋一半时需要倒尿，并随时观察尿液颜色、量、浑浊度。

（7）如发现尿道口有发红、肿痛、分泌物增加等症状，及时到医院就诊。

（8）集尿袋与尿管的更换需遵循医务人员指导。

104. 手术后身上带引流管的患者需要注意什么？

要注意引流管不能打折、牵拉，确保引流通畅。当患者可以下床活动时，可以把引流袋用别针别在病号服外，但要注意的是，引流袋的位置要低于引流管口，避免引流液反流造成感染。患者活动后回到病床，引流管要妥善固定，引流管的适宜长度以患者在床上能自由翻身活动不易拉出为标准。

105. 卵巢癌术后为什么会出现外阴水肿？

有些卵巢癌、宫颈癌手术后的患者会出现外阴水肿，早晨下床前较轻，下床活动后加重。人体除了血液在不断的循环，还有一种体液叫做淋巴液，淋巴液在淋巴管中从腿部向胸部流动循环。卵巢癌、宫颈癌手术后一段时间淋巴的流动会受到影响，特别是做了盆腹腔淋巴清扫的患者，导致淋巴液回流不好，发生外阴水肿。一般经过人体自身的恢复或者通过医护人员的一些处理，如用硫酸镁进行湿敷等，外阴水肿会好转。

106. 什么是下肢静脉血栓？卵巢癌患者手术后容易发生静脉血栓吗？

血液在腿部的静脉内不正常地凝结、阻塞管腔，导致静脉回流障碍，这就是下肢静脉血栓。由于卵巢癌手术时间长，术后患者需卧床，手术破坏了腹部一些血管，影响腿部静脉血回流到心脏等，这些都是造成卵巢癌手术后容易发生下肢静脉血栓的原因。另外，还有一些原因容易导致下肢静脉血栓的形成：如恶性肿瘤、肥胖、血栓史、下肢静脉曲张、留置中心静脉导管等。

107. 卵巢癌患者带着引流腹水或腹腔化疗留置在腹部的管子出院，应该如何护理？

卵巢癌患者通常可能因为引流腹水或腹腔化疗而在腹腔内留置管子，带管出院后应该注意以下几点：①保持引流管穿刺点处的敷料干燥、清洁，避免穿刺点的感染；②勿牵拉引流管，妥善固定引流管，防止脱出；③穿刺点的敷料应定期更换，或者当敷料不能贴合于皮肤、穿刺点红肿、腹腔内的液体通过穿刺点渗出，患者也应该去医院就诊，更换敷料。

108. 卵巢癌患者手术后感觉肚子里总有气，肚子胀怎么办？

卵巢癌手术通常刀口较大，切除范围广，因此容易出现肠粘连。此时常见症状就是经常腹胀、排气不畅等。应尽量保持大便通畅，可以顺时针按摩腹部、适量行走、适量饮食等促进排气，逐渐恢复肠道功能。但如果出现严重腹胀，甚至停止排气排便，则可能发生肠梗阻，需根据医生的医嘱，进行如腹平片检查、下胃管进行胃肠减压等处理。

109. 针对早期或晚期卵巢癌手术方案相同吗？

病情早晚即不同期别卵巢癌的手术方案是不一样的。

早期卵巢癌局限于卵巢或仅播散到盆腔，需要“全面分期手术”，判断是否有潜在的更为广泛的转移以及是否需要术后辅助化疗；年轻患者则考虑是否能保留生育功能。

晚期卵巢癌，也就是说肿瘤播散到多处盆腹腔组织，此时的手术方式应采用“肿瘤细胞减灭术”，即尽可能将盆腹腔肿瘤全部切除。如受病变程度等因素影响肿瘤无法切除，应继续化疗3~6个疗程后，考虑行“再次肿瘤细胞减灭术”，即再次手术，切除子宫和双附件（附件即为卵巢和输卵管）以及盆腹腔肿瘤，尽可能切净肿瘤。

110. 对卵巢癌患者全面分期手术包括哪些内容?

当手术探查时，虽然肉眼看肿瘤只局限于卵巢，但其实已有很多病例发生了卵巢外转移，肿瘤已潜在播散到多处盆腹腔组织。因此全面分期探查术十分重要，它决定着进一步治疗方案的制订，即能使已经转移患者接受辅助化疗，又能使部分低危患者免受不必要的化疗。这一手术包括：

（1）充分显露腹盆腔，观察并触摸腹盆腔脏器、腹膜和网膜，明确有无肿瘤病灶存在。

（2）取腹水或腹腔冲洗液行细胞学检查。

（3）所有可疑病灶或粘连部位**活检**。

（4）全子宫、双附件和大网膜切除（如病情允许且需保留生育功能，在向患者及家属说明风险情况下，可予保留健侧附件及子宫）。

（5）腹膜多点**活检**（包括膀胱、子宫直肠、两侧结肠旁沟等处）。

（6）盆腔和腹主动脉旁淋巴结切除或**活检**术。

（7）根据术中所见及病理类型决定是否需要切除阑尾。

111. 什么叫卵巢癌满意减瘤术?

卵巢癌减瘤术又称肿瘤细胞减灭术，即尽最大努力切除卵巢癌的原发病灶和转移病灶，争取达到肉眼无残存肿瘤，必要时可能需切除部分肿瘤转移或侵犯的肠管、肝、脾等脏器。如果手术达到残余肿瘤小于1cm，称为“卵巢癌满意减瘤术”。如因无法切除或一旦切除副损伤太大导致残存肿瘤较大时，也可等术后进行辅助化疗，必要时3~6个周期化疗后行再次减瘤术。

112. 为什么经常有人说卵巢癌手术做不干净?

卵巢癌通常早期没有特异症状，大多数发现是因为腹胀、腹水就医，但这时通常多数（70%）已为晚期，也就是说肿瘤播散到多处盆腹腔组织了，表现为盆腹腔腹膜、肠壁及肠系膜表面散布大小不等的肿瘤结节，如小米粒、芝麻粒、大米粒、黄豆粒等。这些结节大部分可以被清除，而一些很小的粟粒样结节，如范围非常广泛是无法切除干净的，这类病灶可以待手术后化疗。

另外，有些病灶的切除可导致重要器官的损伤而严重危及生命，此时只能选择残留肿瘤而保全患者的生命，术后根据病理做化疗；或待残存肿瘤化疗明显缩小后再行第二次手术。

113. 卵巢癌手术能不能用腹腔镜进行?

目前，卵巢癌手术通常为开腹手术，但有些情况可考虑用腹腔镜手术。对于初次手术不全面且又无明显残存肿瘤需补充分期手术者，可以进行腹腔镜手术重新分期；诊断困难且怀疑卵巢癌者术前腹腔镜探查等。另外，随着腔镜技术的发展也在尝试更多的微创方式。腹腔镜手术有创伤小、出血少、恢复快等优势，但并不是所有患者都适合腹腔镜手术，这需根据患者病情、年龄、是否有合并症等决定。

114. 对卵巢癌患者能不能只化疗、不开刀?

卵巢癌的治疗原则为能做手术者尽量手术，对于初次手术无法满意减瘤者，可在取得病理或细胞学诊断的基础上，先行化疗后行手术。目前切除原发灶的意义是很明确的。如果只化疗不手术切除病灶，不仅复发快，而且也容易出现化疗耐药。

115. 卵巢癌患者手术时是否需要切除阑尾?

卵巢癌手术不一定常规切除阑尾，但如果卵巢癌播散广，在阑尾表面及系膜已经有肿瘤侵犯，则需做阑尾切除。另外，如果病理报告为卵巢黏液癌，此时原发部位除了卵巢外，还可能原发于阑尾，也需要行阑尾切除术。而其他情况则无需常规切除阑尾。

116. 卵巢癌手术为什么会损伤肠子，甚至需要人造肛门?

晚期卵巢癌有大量盆腹腔转移灶，通常侵犯肠管及其系膜。如果侵犯很浅，仅行剥除肿瘤即可，不会带来严重损伤。但如果侵犯很深，甚至侵透肠壁，则需要行肠切除、肠修补、肠吻合。如果肿瘤侵犯直肠，而且距离肛门很近，则可能因切除肿瘤而导致直肠损伤较大，如果做肠修补易出现肠瘘或切缘距肛门过近而无法吻合需行改道术，即建人造肛门。当然，有时进行的是预防性人造肛门，等待一段时间让损伤的肠管完全长好后，再次进行手术重新行肠吻合术。

117. 卵巢癌患者手术后过性生活会不会引起肿瘤复发？

卵巢癌的病因仍不明确，但与性生活无关。无论是否保留生育功能，术后均可以过性生活，复发与之无关。而切除子宫后因阴道残端缝合需要一段时间愈合，通常在术后2~3个月阴道残端伤口愈合后开始性生活为宜。

118. 卵巢癌患者有胸水及腹水（晚期卵巢癌）时能不能先做手术？

有胸水和腹水的晚期卵巢癌患者能否先做手术，主要取决于盆腹腔肿瘤能否满意减瘤及患者是否耐受手术。如果影像学和妇科检查显示肿瘤无法满意切除，胸水明显影响呼吸、根本无法耐受手术，则在取得病理或细胞学的情况下，可先行新辅助化疗。待肿瘤明显缩小，胸水、腹水明显减少，一般状态好转后再行手术。如果胸水或大量腹水不影响手术，且能满意减瘤者，原则上仍以先手术为好。

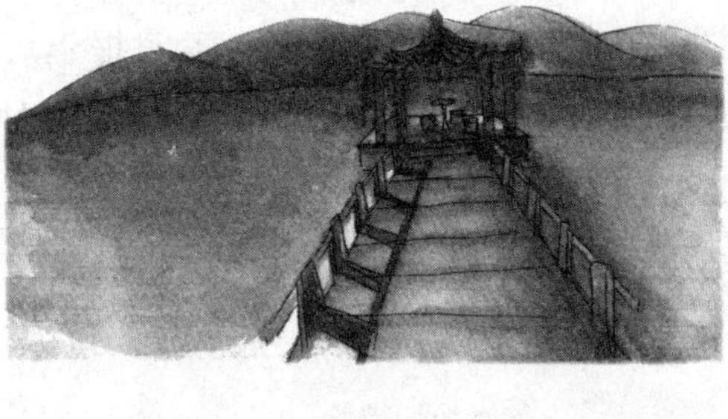

119. 针对卵巢癌肝转移或肺转移患者做手术有效吗?

晚期卵巢癌发生肝转移或肺实质转移者较少见，如果全面检查发现肝内或肺内转移肿瘤仅为孤立的或可切除的病灶，可以手术切除；如果为双肺或肝内的多发病灶，而又无法手术治疗则可予化疗，部分患者化疗有效。晚期卵巢癌出现胸水则较常见，此时通常为胸膜转移，无法手术治疗，但通过全身或局部（胸腔注药）的有效化疗，部分患者是能够控制病情的。

120. 针对卵巢恶性生殖细胞肿瘤患者怎么进行手术治疗?

手术基本原则是无论期别早晚，对于年轻、早期、有生育要求的患者，只要对侧卵巢和子宫未受肿瘤累及，首次手术时行单侧附件+大网膜切除、腹膜多点**活检**等全面分期手术，可以保留正常侧附件和子宫。对晚期复发能行减瘤手术患者，首选手术治疗。晚期复发不能手术患者，可先做化疗 1～3 个周期，待肿瘤缩小后再行减瘤术。

121. 妊娠期发现卵巢恶性生殖细胞肿瘤该怎么办?

妊娠期合并恶性生殖细胞肿瘤，其中多为卵黄囊瘤或无性细胞瘤，肿瘤多数为早期。妊娠期合并卵巢恶性生殖细胞肿瘤目前无标准处理方案，文献报道大多为小组病例报道，妊娠早期，流产后按标准方案治疗；在妊娠中期可行手术切除肿瘤，术后就开始化疗，化疗 2～5 疗程直至胎儿分娩，或术后不化疗等胎儿分娩后再化疗；妊娠晚期发现肿瘤，可等分娩后化疗或积极规范化疗。妊娠期合并卵巢恶性生殖细胞肿瘤的**预后**目前无肯定的答案，与卵巢恶性生殖细胞肿瘤的类型有关。

122. 恶性卵巢性索间质肿瘤该如何治疗？

性索间质肿瘤中为恶性肿瘤的有：卵巢颗粒细胞瘤、部分支持间质细胞瘤和极少数恶性卵泡膜细胞瘤。恶性卵巢性索间质肿瘤的治疗以手术为主，术后对于早期低危的患者可以进行定期观察，而对一部分高危、晚期的恶性性索间质肿瘤术后需要辅助治疗。

123. 卵巢颗粒细胞瘤患者可以保留子宫和健侧卵巢吗？

由于卵巢颗粒细胞瘤对化疗敏感，且早期患者**预后**较好，所以对于较早期（IA 或 IC 期）、单侧患病、有生育要求的年轻患者，可以考虑行保留生育功能的手术，同时行全面分期手术。

124. 对于卵巢交界性肿瘤患者的手术，需要采取不同的方式吗？

卵巢交界性肿瘤的手术方式应根据患者的生育需求进行选择。对于有生育需求的患者可保留生育功能，即切除患侧卵巢而保留子宫、对侧卵巢及输卵管。在此基础上，应对患者进行全面手术探查分期。需要指出的是，尽管盆腔淋巴结清扫以及大网膜切除虽然有助于明确分期，但有研究发现这两个手术步骤对提高总体生存期的作用仍不肯定。而对于无生育需求的患者而言，则应切除全子宫及双侧附件，并进行全面手术分期。

125. 卵巢交界性肿瘤患者在什么情况下可以保留生育功能？

根据目前诊治指南，若患者有生育需求，Ⅰ~Ⅳ期卵巢交界性肿瘤患者均可考虑保留生育功能。应指出的是，部分患者保留生育功能可能出现复发率的增高，且这一趋势随着肿瘤分期的增高而增高。一项国外的大宗病例分析发现，保留生育功能的Ⅰ期患者复发率为15.2%，Ⅱ~Ⅲ期患者为40%；而与之相对比，不保留生育功能的Ⅰ期及Ⅱ~Ⅲ期患者的复发率分别为2.5%及12.9%。因此，对卵巢交界性肿瘤患者保留生育功能应采取积极而审慎的态度。

126. 卵巢癌手术后没有残存肿瘤，为什么还会复发？

卵巢癌是一个全身疾病，是需要综合治疗、综合评价的。没有肉眼残存肿瘤不表明不会复发，只不过**预后**要比那些有残存者、特别是无法满意减瘤者好。但也要看肿瘤的生物学行为，大约10%以上的卵巢癌患者对化疗原发耐药（先天耐药），即化疗后无效或短暂有效后病情又进展；有的肿瘤的恶性程度高，特别是透明细胞癌等，即便是早期，也容易出现复发、转移。

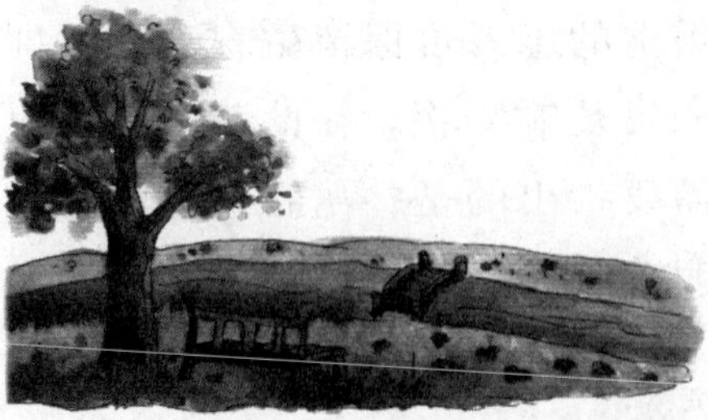

127. 什么样的复发性卵巢癌患者可以选择手术治疗？

复发性卵巢癌手术治疗情形比较复杂，若能行满意的再次肿瘤细胞减灭术，术后再辅助化疗疗效较佳，但再次手术难度相对较大。目前多数公认的复发性卵巢癌手术指征是：①肿瘤孤立或局限，有手术切除可能。②一线化疗停药 12 个月以上的复发患者；对于一线化疗停药 6 个月以上者也可考虑。③患者一般情况较好。也就是以上情况手术效果较好。其他如患者出现肠梗阻或肠瘘、保守治疗无效，可考虑进行缓解症状的姑息性手术。

128. 年轻女性得了卵巢癌能不能保留生育功能？

目前肿瘤患者年轻化趋势日益明显，因此，有很多不幸患卵巢癌的育龄期妇女尚未生育，希望保留生育功能。卵巢癌保留生育功能手术指保留子宫和健侧附件（附件包括输卵管和卵巢）的卵巢癌手术。研究表明如为早期卵巢癌保留生育功能可能其复发及转移机率较不保留者略有增高，因此，建议患者在完成生育功能后根据具体情况考虑再次手术切除子宫和附件。

另外，在卵巢上皮癌中，大约 15%“正常表现”的对侧卵巢隐藏有显微镜下肿瘤，因此，对于上皮癌患者是否保留生育功能目前仍存有争议。I 期卵巢癌、肿瘤包膜完整、卵巢表面无肿瘤生长、腹腔洗液细胞学阴性、分化程度为 1～2 级为卵巢上皮癌保留生育功能手术的首要条件。只有符合以上条件而且坚决要求保留生育功能的患者，在明确告知风险的情况下才予保留。但如果全面分期术后最终组织学诊断提示不符合上述条件者，或有复发或转移的**高危因素**，则应及时补充手术。

对于有生育要求的卵巢生殖细胞肿瘤、性索间质肿瘤、交界性肿瘤患者可考虑行保留生育功能手术。同样，术后应定期随访，在患者生育后仍需考虑行子宫及对侧输卵管和卵巢切除。

129. 卵巢癌患者做保留生育功能手术后，什么时候可以怀孕？

如术后无需化疗，一般术后 1~2 个月可以怀孕，如需术后化疗，需在化疗结束 6 个月后准备怀孕。怀孕前需到正规医院行孕前检查。

130. 卵巢癌患者行保留生育功能手术后，如果受孕失败，是否可行辅助生殖技术助孕？

目前关于这方面的研究较少。辅助生殖技术中所采用的促排卵药、hCG、黄体酮等均为激素类药物，其可能导致肿瘤复发，因此建议患者去专科就诊咨询。一般情况下，不建议此类患者行辅助生殖技术助孕。

131. 怀孕期间发现卵巢肿瘤怎么办？能不能等生产时同时解决？

怀孕期间发现卵巢肿瘤者并不少见，孕期卵巢肿瘤较非孕期危害大，怀孕早期肿瘤嵌入盆腔可引起流产；怀孕中期肿瘤易发生蒂扭转需急诊手术；怀孕晚期若肿瘤较大，可导致胎位异常等。因此，在确定妊娠期有卵巢肿瘤存在时均应手术切除为宜。

但如果妊娠早期进行卵巢肿瘤手术，引起流产的机会较大。而妊娠晚期进行卵巢肿瘤手术，又会由于胎儿生长得较快，使腹部的伤口不容易长好，且胎儿有早产的风险。所以妊娠合并卵巢肿瘤时，在妊娠中期进行手术是最合适的。如果在妊娠晚期才发现单侧、活动、囊性肿瘤，可待剖宫产同时进行手术，期间应密切观察肿瘤情况。如果为卵巢癌或囊性肿瘤疑有恶变时均应及时手术、不宜等待，以免危及患者生命。

132. 复发性卵巢癌患者的手术方式如何?

复发卵巢癌的手术没有固定手术方式，根据肿瘤复发部位及病情决定，最大限度地切除肿瘤。必要时需要联合腹部外科或泌尿外科等其他科室医生协助手术切除肿瘤转移灶及受累脏器，如肝脏部分切除、脾脏切除、部分膀胱切除、部分肠切除、肠吻合甚至结肠造瘘术等。

133. 卵巢癌患者手术后能否长期补充激素?

目前，尚没有具体文献数据说明卵巢癌患者手术后补充雌激素有明显促进复发转移的可能。但卵巢癌及子宫内膜癌的发病机制均与激素存在一定相关性，所以术后长期服用雌激素进行激素替代治疗是存在一定风险的。因此，目前对于此类患者，推荐使用非激素类药物缓解更年期症状。

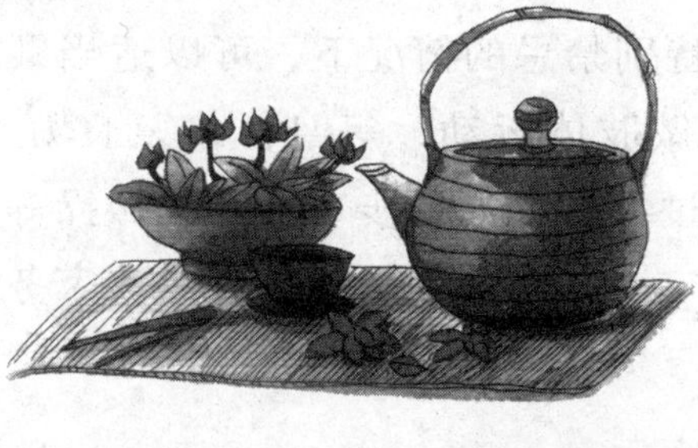

134. 为了预防发生卵巢癌，能不能做预防性卵巢切除？

预防性卵巢切除的作用是一个有争议的课题。目前认为有遗传性卵巢癌综合征家族史的妇女，有必要行预防性卵巢切除术。有国外学者认为BRCA1突变者终生患乳癌及卵巢癌的风险分别高达84%及40%。BRCA2突变患者其乳癌易感性与BRCA1突变患者相似，但前者患卵巢癌的患病风险则较后者低。预防性卵巢切除可以降低发生卵巢癌的危险性，并减少发生乳癌的危险性。

但是对那些没有家族性卵巢癌综合征的妇女在需妇科手术治疗时，是否同时选择施行预防性卵巢切除，目前专业人员的意见仍不一致。当患者接近自然绝经年龄时，对预防性卵巢切除的限制常常减少。对于45岁以下的妇女，大多数妇科医生不愿施行预防性卵巢切除，而对于50岁以上者则倾向于施行手术。对于45~50岁之间的妇女是否施行预防性卵巢切除，还持有不同的观点。患者需要详细了解保留卵巢者对患卵巢癌的风险、发生良性病变的可能性、卵巢本身寿命的缩短，同时了解预防性卵巢切除后可能出现的心理效应和长期激素替代治疗的必要性、优缺点等情况，综合考虑是否进行预防性卵巢切除。

135. 卵巢癌患者术后可以做哪些运动？

在身体没有特别禁忌的情况下，可以适当锻炼，如果术后体力较差可以适当做肢体运动，等身体恢复良好可以进行体育锻炼，但强度不宜过大，比如散步、慢跑、做操等。逐步加大运动量，变换锻炼内容。同时也可以适当做一些家务劳动，不仅可以锻炼肢体，而且可以增加家庭责任感，更利于患者康复后融入家庭和社会。锻炼的原则是不要过度疲劳。

136. 卵巢癌患者手术后是否影响性生活？

如果术后恢复好，阴道残端伤口愈合良好，一般术后2~3个月后可以有夫妻性生活。

对于年轻女性，切除双侧卵巢可导致激素水平下降，使其提早进入更年期，可导致阴道萎缩、干涩，一定程度上影响性生活，但可请医生进行内分泌治疗用药，以恢复正常生活。

137. 年轻卵巢癌患者手术后提前出现更年期症状该怎么办？

卵巢癌切除双侧卵巢后，患者可提前进入更年期。当出现更年期症状，如潮热、出汗、情绪不稳时，应以积极乐观的心态面对。部分患者可以平稳度过，不需要特殊治疗。如症状较重、出现泌尿生殖道症状（如外阴瘙痒、性交困难、尿失禁、尿路感染）或低骨量、骨质疏松等情况时，应就诊妇科内分泌门诊进行相应治疗。

（二）内科治疗

138. 什么叫化疗？

化疗是化学药物治疗的简称，是指用化学合成药物治疗肿瘤及某些自身免疫性疾病的主要方法之一。化疗是一种“以毒攻毒”的全身治疗方法。这类药物主要基于肿瘤细胞较正常细胞增殖更快的特点，通过直接破坏肿瘤细胞的结构或阻断细胞增殖过程中所需的物质来达到杀伤肿瘤细胞的目的。因此，化疗对正常细胞和机体免疫功能等也有一定程度的损伤，可导致机体出现不良反应。

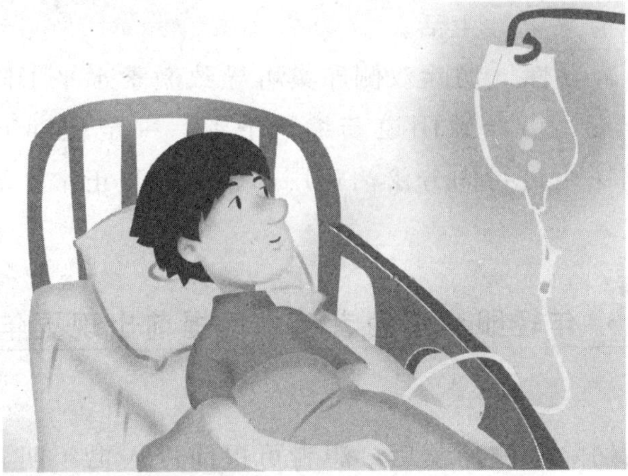

139. 什么是新辅助化疗？

新辅助化疗是指在实施局部治疗方法（如手术）前所做的全身化疗，目的是使肿块缩小、及早杀灭看不见的转移细胞，以利于后续的手术等治疗。对于早期肿瘤患者通常可以通过局部治疗方法治愈，通常并不需要做新辅助化疗。新辅助化疗通常是希望通过先做化疗使肿瘤缩小，再通过手术等治疗方法治愈肿瘤。卵巢癌、宫颈癌、骨及软组织肉瘤、直肠癌、膀胱癌、乳腺癌和非小细胞肺癌等都有成功的例子。但新辅助化疗也有风险，有些患者接受新辅助化疗的效果不好，使病变增大或患者体质下降，也可能失去根治肿瘤的机会。

140. 新辅助化疗后患者什么时候可以接受手术治疗?

对接受新辅助化疗后的患者需要进行影像学的一系列检查重新评估能否进行手术治疗。如果外科医生认为有手术可能性，需待患者血象恢复正常后接受手术治疗，通常是在新辅助化疗结束后的第3~4周。如果是采用抗血管生成的新辅助靶向治疗（如使用贝伐珠单抗），通常是需要在停止靶向治疗后至少6周才能进行手术治疗，目的是减少术中出血，避免术后伤口不愈合。

141. 什么是术后辅助化疗?

有些肿瘤患者即使接受了根治性切除手术，甚至是扩大切除手术，术后仍有可能会出现肿瘤复发或转移。目前研究认为这部分患者在原发肿瘤未治疗前就已有瘤细胞播散于全身，其中大多数瘤细胞被机体免疫系统消灭，但仍有少数瘤细胞残留于体内，在一定环境条件下会重新生长，成为复发根源。因此，在手术或放疗消除局部病灶后，若配合全身化疗，就有可能消灭体内残存的肿瘤细胞。这种在根治性手术后进行的化疗称辅助化疗。目的是杀灭看不见的微转移病灶，减少复发或转移，提高治愈率，延长生存期。是否需要进行辅助化疗主要根据原发肿瘤的大小和淋巴结是否转移，以及是否存在复发或转移的**高危因素**（如分化差、有脉管瘤栓等）来决定。不同类型肿瘤的标准不尽相同，部分患者辅助化疗后还可能需要放疗。

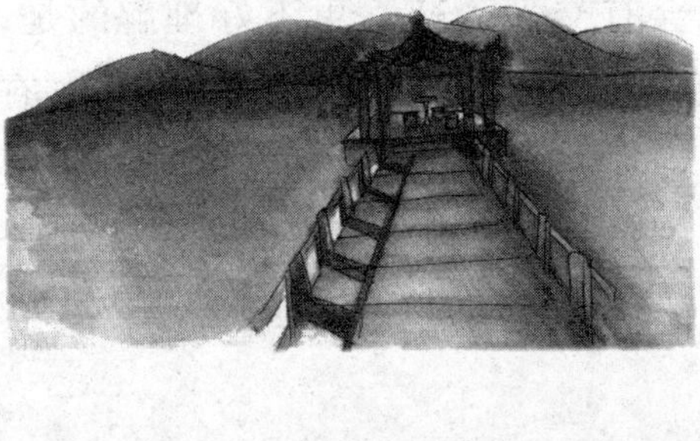

142. 术后多长时间开始进行化疗比较合适？

术后化疗的时间主要取决于患者手术后身体恢复的快慢。通常在手术后4周之内进行化疗比较合适。

143. 什么是一线化疗？什么是二线化疗？

第一次化疗时采用的化疗方案叫一线化疗，这个化疗方案往往是经过长时间的临床研究显示对大多数患者来说疗效最好，且可以重复的治疗方法，毒副反应相对能接受、价格也能够接受的性价比最高的化疗方案。但没有一个药物或治疗方法是永远有效的，几个周期一线化疗后如果不管用了就不能再用这个治疗方案，如果不换就不符合逻辑，再更换的另一种化疗方案叫二线化疗。多数情况下，一线化疗的效果要好于二线化疗。

144. 什么是化疗耐药？

化疗耐药是肿瘤治疗中的一个难题，可分两种情况，一种是原发耐药，是指一开始就没有效果；另一种是继发耐药，就是开始的时候管用，接着用就不好使了。这时候一般需要换药。化疗耐药是不可避免的一种现象。一种药物耐药后，对与它结构类似的另一种药物也会有交叉耐药。更不好理解的是，对与它结构不同的药物可能也会产生耐药。换用靶向药物有可能获得一定效果。

145. 什么是化疗方案？

当患者实施化疗前，需针对不同的肿瘤类型、患者当时的身体状况和既往的治疗情况来选择合适的化疗方案进行治疗，化疗方案通常是一种或几种化疗药物的联合应用。为什么将几种药物联合应用呢？因为化疗的主要目的是最大限度地杀伤肿瘤细胞，同时还要减少化疗药物对人体正常细胞的毒副作用。因此，医生会考虑药物对肿瘤细胞的杀伤力、药物的毒性、对肿瘤期的影响及患者的耐受情况，从科学的化疗方案中选出最优的方案进行治疗。

146. 化疗周期怎么计算？

化疗周期是指每次用药及其随后的停药休息期到下一次化疗开始用药的间隔时间。化疗方案不同，化疗周期长短不一。化疗周期的长短一般是根据化疗药物的**药代动力学**特点和肿瘤细胞的增殖周期来决定的。根据化疗药物毒副作用及人体恢复周期，从给化疗药的第 1 天算起，至第 21 天或 28 天，即 3~4 周称之为一个周期。

147. 化疗是天天做吗？

化疗方案是 3 个星期 1 个周期，要化疗 4 个周期，是否需要在医院治疗 12 个星期，也就是 3 个月吗？不是，化疗的 1 个周期包括了用药的时间和休息时间。在 1 个周期中不是每天都用化疗药，大部分化疗药物在每 21 天或者 28 天里只有前 1~5 天用化疗药物，其余时间休息。某些靶向药物使用的时间会相对较长，比如说重组人内皮抑素就需要连续使用14天，每天用药4个小时。药物使用的频率是根据其毒副作用、代谢时间及人体恢复周期而决定的。总的来说，不论什么样的治疗方案，每个周期都会有一定的休息时间。

148. 应该如何选择进口药物和国产药物？

进口药物和国产药物都是经过国家药监局审批的正规药物，只要是同一种药物，其成分是一样的，理论上起的作用也应该是一样的。但进口药物和国产药物在制作工艺上多少会有区别。在仿制药品用于临床前有关部门会比较国产药物与进口药物的疗效与不良反应，一般来讲不会有很大差别，否则就不会被批准在国内使用，但我们经常会在临床中发现患者或家属给予进口药物特别的含义。究竟怎么选药，患者有很大的发言权，就像国产电视和进口电视一样，患者主要根据自己经济状况或其他因素来选择。

149. 如何判断患者是否可以耐受化疗？

化疗过程中可能会出现许多副作用，或者只出现一部分，也可能没有任何副作用出现。这些都取决于化疗药物的种类和剂量以及每个不同机体对化疗药物的反应。副作用持续的时间主要取决于患者身体状况和所采用化疗方案，正常细胞一般在化疗结束后会自我修复，所以大多数副作用会在化疗结束后缓慢消失，一些副作用会持续较长时间，甚至需要对症治疗方可恢复正常。在每个化疗方案实施之前，医护人员都会询问患者很多看似“不相关”的事情，比如说有没有高血压、糖尿病、胃溃疡等基础疾病，有没有抽过烟、喝过酒，有没有食物或者药物过敏，可不可以爬上3楼，中间需要休息几次，甚至是身高和体重等，这些问题都可以判断患者当时的体力状况，再去选择可以耐受的合适方案，每个人的药物剂量都是根据身高、体重计算出来的，是不一样的。

150. 都说化疗很伤身体，可以不做化疗吗？

必要的术后辅助化疗能够减少癌症复发或转移，延长患者生存期。虽然有毒性反应，但总体是利大于弊。对于大多数肿瘤而言，目前尚没有能够替代辅助化疗的方法。如果医生建议进行术后辅助化疗，最好认真考虑。当然，患者有权决定是否采纳，但前提是要充分了解拒绝辅助化疗可能带来的结果。

151. 为什么大多数化疗方案需要联合使用几种化疗药？

由于化疗药物按照机制分成很多种，因此在治疗中除偶尔单独使用，一般都选用几种药物联合使用。肿瘤细胞在其生长过程中细胞要分裂、增殖，在细胞分裂、增殖过程中会出现很多生物学过程，我们把它分成几个期别。有的药物能够在多个期别都起作用，而有的药物则只针对细胞的个别期别。针对多种期别的肿瘤细胞，如果能够联合使用多种化疗药物，可以产生比单个药物更好的疗效，同时可以分散各个药物不同的不良反应，不至于在某个方面的不良反应太明显。这就是为什么大多数化疗需要联合几种化疗药进行的原因。

152. 如何减轻化疗的不良反应？

目前已经有很多方法来预防或减轻化疗的近期不良反应，如化疗前预防用止吐药能减轻恶心、呕吐，白细胞或血小板减少的患者可以应用升白细胞药物针或升血小板药物针。关节酸痛患者可用芬必得之类的止痛药加以缓解疼痛。但对**神经毒性**、脱发目前还没有好的预防办法。此外，治疗后导致的第二原发癌等也无法预防。患者应尽可能保持战胜疾病的决心和克服困难的信心，因为心情越差越容易陷入反应越大的恶性循环。

153. 化疗过程中会出现哪些不良反应？

化疗过程中常见不良反应包括**胃肠道反应**（恶心、呕吐）、血液毒性（白细胞低、血小板低、贫血）、肝**肾毒性**（肝肾功能异常）、**神经毒性**（手脚麻木、耳鸣）、皮肤毒性（脱发、脱皮、皮疹、脓疱）、心脏毒性（心慌、心律失常、心绞痛）、乏力等。

154. 在化疗期间患者应注意些什么？

使用化疗药物前、中、后期应该注意的问题很多。要积极配合医生的安排，争取获得最大的治疗效果，并将不良反应控制在可以接受的范围之内。一般来讲化疗前应该早早休息，不熬夜，不管是看体育赛事、打牌还是与人彻夜长谈都不应该，这会直接影响次日患者对药物的耐受性。另外，有些药物还要求同时口服一些药物：如抗过敏药、防水钠潴留（水肿）药物、防止出现严重不良反应的药物；化疗期间应该进食一些富含营养、又易于消化且富含纤维素的食物；还要经常和医生沟通，询问注意事项。

155. 做化疗期间还可以上班吗?

随着医学领域的不断发展，肿瘤已渐渐脱离了“谈癌色变”的窘境。如果化疗反应不大，一般情况允许，患者在化疗间歇期是可以工作的。但也要看患者的工作性质，如果是强体力劳动，最好还是避免，因为化疗间歇期难免还是会出现**骨髓抑制**，这时免疫力是相对低下的，适当的休息与睡眠有利于免疫力的恢复，也可以降低感染风险。如果患者是办公室工作，不会过度劳累，影响不大的，可酌情协调好。

156. 化疗期间为什么需要经常查血常规?

人体骨髓是产生血细胞的场所，比如红细胞、白细胞、血小板等。红细胞是携氧所必需的，白细胞是人体免疫所必需，血小板是凝血过程的重要细胞。而化疗药物在杀死肿瘤细胞的同时对骨髓功能具有较大的抑制，从而导致红细胞、白细胞、血小板数量的下降，从而严重影响机体功能，导致机体贫血、感染、凝血障碍等。因此，化疗期间必须定期监测血常规，如有异常需及时就诊、及时治疗。

157. 化疗中出现白细胞减少怎么办? 应注意哪些问题?

化疗过程中白细胞减少会导致被迫药物减量或停用化疗，近期容易造成严重感染，如果白细胞低于 $1.0\times10^9/L$ 持续 5 天以上时，发生严重细菌感染的机会明显增加。这个时候可以根据白细胞降低的程度选择一些合适的药物，如果白细胞略微降低，可以口服升血药物，当白细胞下降程度较重时应使用一些粒细胞集落刺激因子。

化疗给药结束，回家休息的过程中出现白细胞减少时一定要注意自我保护，一旦发现白细胞开始降低，及时与主管医生联系或到医院就诊，密切监测白细胞情况，并注意保暖及休息，避免着凉，避免过度接触人群，降低感染风险。

158. 化疗中出现血小板减少怎么办？应注意哪些问题？

血小板减少会引起出血时间延长，血小板计数的正常值为（100~300）$\times10^9$/L。理论上当血小板<50×10^9/L时，会有出血危险，轻度的损伤可引起皮肤黏膜的淤点；当血小板<20×10^9/L时出血的危险性增大，常可以有自发性出血，需要预防性输入血小板；血小板<10×10^9/L时容易发生危及生命的中枢神经系统出血、胃肠道大出血和呼吸道出血。化疗中出现血小板减少引起的严重出血并发症并不多见。有出血倾向者，应给予输注血小板以及止血药物；没有出血倾向者，若血小板>20×10^9/L，应该卧床休息，避免磕碰，使用一些血小板生长因子等药物，密切观察病情。

159. 化疗中出现贫血怎么办？应注意哪些问题？

血液中红细胞为全身各种组织器官提供氧气，当红细胞太少而不能向组织提供足够的氧气时心脏工作就会更加努力，让患者感到心脏跳动或搏动很快。贫血会使患者感到气短、虚弱、眩晕、眼花和明显的乏力等。根据贫血程度的不同，医生会给予重组人促红细胞生成素、口服铁剂、维生素，甚至是输红细胞悬液以加快贫血的纠正。在药物治疗的同时也需要患者足够的休息、减少活动、摄入足够的热量和蛋白质（热量可以维持体重，补充蛋白质可帮助修复治疗对机体的损伤）、缓慢坐起与起立。

160. 化疗期间的患者饮食上应注意些什么？有忌口吗？

化疗中应注意饮食问题，尤其是我们中国人非常重视。现实中对这个问题的认识往往存在着许多误区。受传统的思维影响，人们有很多奇怪的认识，例如忌口的问题：治疗中不能吃无鳞鱼、不能吃蛋白质、不能吃羊肉等；还有的患者认为应该使劲补，天天补品不离口。因为食物产生影响的疾病其实并不多，如食用海产品对甲状腺功能亢进、食用过多的淀粉或含糖的食物对糖尿病、饮酒及海鲜火锅等对痛风患者等会出现影响，但是一般的鱼、肉类食物对肿瘤并没有影响，一些不实的传言并没有证据来支持。设想肿瘤患者本来身体就受到疾病的困扰，常出现营养不良，如果再不及时补充则会对病情造成消极的影响。化疗期间患者常常有**胃肠道反应**，如恶心、呕吐、食欲不好等，这时饮食应该清淡，但应富于营养，并且应服用一些纤维素以帮助患者解决一些便秘问题。化疗过后休息阶段可以再适当地增加营养。有人认为应多食补品，补品是什么？其实只是个概念而已，有些补品含有激素，对患者不见得有益，只要患者有食欲，其实正常的饮食就是最好的补品，花同样的钱可以获得更多的回报。

161. 化疗期间患者应遵循的营养原则是什么？

接受放疗或化疗的患者加强营养支持是十分必要的。因为放、化疗作用于肿瘤细胞发挥细胞毒性作用的同时也损伤正常组织和细胞，故会出现毒副反应，影响食欲和消化管功能，会出现营养不良。

当化疗患者每日摄入能量低于每日能量消耗60%的情况超过10天时，或者预计患者将有7天或者以上不能进食时，或者患者体重下降时，应开始营养治疗，以补足实际摄入与理论摄入之间的差额。为了降低感染风险，推荐首选肠内营养，如果患者因为治疗产生了胃肠道黏膜损伤，可以采用短期的肠外营养即经静脉输入营养物质。

162. 肿瘤化疗患者营养不良常见症状有哪些？如何解决？

最常见症状是厌食。还有味觉迟钝、口干、吞咽困难、腹胀、便秘、腹泻、食管炎和肿瘤恶病质状态。

厌食可通过心理调整和食物加工方法改进来减轻症状。

味觉迟钝可少量多餐，多食水果蔬菜，增加食物色泽和香味。

吞咽困难者，如症状不严重，可进软食，但不要进流食，以免造成食物吸入呼吸道。症状严重者，可采用管饲或肠外营养。

出现腹胀，可少食多餐，餐后多活动，避免食用产气食物。

便秘是由于食入膳食纤维少、活动减少和使用麻醉药品有关。应多食纤维类水果蔬菜。

腹泻患者应调整饮食，食含纤维素多食物，少食刺激性食物。

恶病质是肿瘤晚期表现，应改善患者营养方式，提高生命质量。

163. 化疗期间患者发生呕吐该怎么办？

呕吐是患者对化疗药物常见的不良反应，随着化疗呕吐的机制被搞清后，现在已经开发了很多有效的止吐药物，极大地缓解了患者的消化道反应，用药后呕吐明显减轻，已经很少有因为长期呕吐反应而不能坚持化疗的患者了。止吐药物大多是经静脉使用，也有口服的，可以结合使用，如果还不理想还可以结合激素（地塞米松）治疗。但是这些止吐药物也有其自己的不良反应，如便秘、腹胀等。

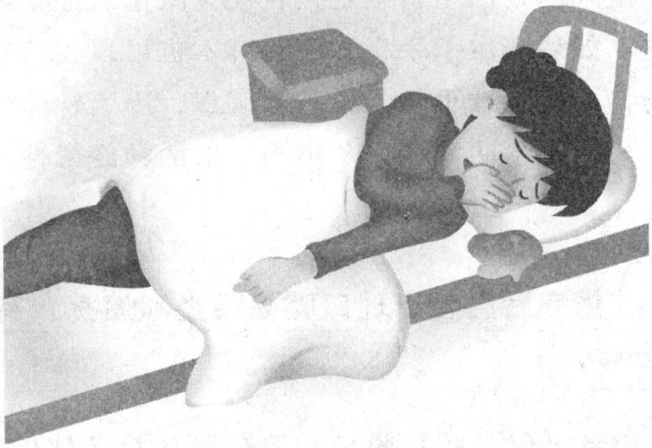

164. 化疗期间患者发生大便干燥该怎么办？

一些患者化疗后会出现大便干燥，主要的原因可能是用了止吐药物。止吐药可以抑制化疗后的恶心和呕吐，但是止吐药物自己还有副作用，就是便秘和腹胀等。药物性的便秘只要不严重，待化疗停止后就会逐渐消失。如果便秘非常严重就应该在医生指导下使用一些通便药，或使用开塞露等外用药解决问题。但还应该注意化疗期间饮食中应多食纤维素食物，以创造正常的胃肠道环境。

165. 化疗后患者感觉手指和脚趾麻木该怎么办?

化疗后有的患者会出现手指和脚趾麻木，这种现象多见于接受了具有神经毒的药物治疗后。具有神经毒的药物有长春新碱、长春花碱、紫杉醇、多西他赛、奥沙利铂等。出现**神经毒性**后首先应告知医生，医生会进行评估后按照出现的严重程度调整或修订治疗方案。轻度的手指和脚趾麻木是可以承受的，但是当不良反应超过一定限度，医生将确定是否应该减量或停止使用产生神经毒的药物。如果产生了手指和脚趾麻木也可以用一些相关的营养神经的药物，但疗效也常常不令人满意，因为神经的恢复时间较长，还是要尽量预防才能避免出现严重的**神经毒性**。

166. 化疗后患者出现口腔黏膜炎和溃疡，有什么办法可以减轻疼痛?

化疗后患者出现口腔黏膜炎和溃疡是化疗药物的不良反应，甲氨蝶呤等药物导致的最明显，当出现了口腔黏膜炎和溃疡应该告知您的医生，在经检查后可以做相应的处理。口腔溃疡需要患者保持口腔卫生，饭后口腔中不要残留很多食物残渣，多漱口。目前有些漱口液可使溃疡愈合，还可以用含有中性粒细胞及巨噬细胞集落刺激生物因子（一种升白细胞药物）的液体漱口，因为这种药物可以促进伤口愈合。还可以局部外用麻醉药物止痛，帮助患者进食。

167. 化疗期间为什么会掉头发？如果掉头发该怎么办？

化疗药物进入体内后会抑制组织的生长，在人的机体内生长最为旺盛的组织最容易被抑制，而这些旺盛的组织常见于骨髓、胃肠道黏膜等，发根也是一个生长极为旺盛的部位，因此也容易被化疗药物所抑制。化疗后一旦发根被抑制就会掉头发，有的人掉得更加明显，甚至眉毛、胡须及其他体毛都掉光。但是当化疗结束后这些抑制毛发生长的因素就逐渐淡出了，毛发的发根又会逐渐恢复生长，个别患者重新长出的头发还是卷发，但时间久了还是会变成直发。在医院化疗后出现脱发的现象十分常见，别人不会用惊异的目光看待患者，但在其他场合个别人对患者不了解，也有患者过多的自我暗示。可以到商店去购买假发。戴假发不光是患者的专利，也是很多人的爱好，患者可以随心挑选中意的假发，体会平时不曾尝试的事物。当然，随着科技的进步有些治疗药物已经有所改进，相信治疗后掉头发的现象会逐渐得以改善。

168. 化疗后身体变差会不会加速肿瘤发展？

由于化疗有恶心、呕吐、腹泻、脱发、肝功能损害以及白细胞下降等毒副反应，不少患者将化疗视为畏途，认为化疗是成事不足，败事有余，会削弱已患有重病或者刚经历大手术创伤的身体，是得不偿失，因而拒绝做化疗。这种情况在日常的医学治疗中屡见不鲜。其实，在目前对癌症的有效治疗手段中，手术及放疗均是局部治疗手段，唯有化疗才是全身性治疗，当然中医药或免疫治疗等也是全身治疗，但就其对肿瘤细胞的杀伤性而言就远不如化疗。

肿瘤患者应该避免盲目的做化疗，应该找有资质、有经验的医生制订化疗方案。而对于由化疗而引起的呕吐、白细胞下降等副反应，目前有很好的止呕药、升白细胞药、保护肝肾功能的预防措施等，可较好地控制化疗不良反应。有些患者在化疗前便给予止呕药，甚至不会出现呕吐反应；对于脱发的患者化疗后头发还可以再生。所以完全不必对化疗谈之色变。

169. 是不是化疗的副作用越大疗效越好？

只要是做化疗，毒副反应几乎不可避免。不能根据化疗毒副反应的程度来判断化疗效果；并不是化疗反应越大效果越好、没有化疗毒副反应就没有效果。化疗成功与否，在很大程度上取决于如何解决好疗效与毒副反应之间的关系。不同的个体对药物的吸收、分布、代谢、排泄可能有差异，要密切观察与监测每个人。这不意味着为了追求疗效就可以无止境的增加剂量，在剂量增加的同时毒副作用也在增加，在患者可以耐受的毒副反应情况下兼顾最适合患者的最大剂量才是保证疗效的最好方法。

170. 需要做哪些检查才能知道化疗是否有效？

每位患者在化疗前都会做一些检查，这些小检查可起着大作用。从第一次开始使用化疗方案起，大部分方案进行一段时间后会再次做一些辅助检查，比如血清肿瘤标志物、CT 检查等，医生会结合相应症状的减轻程度，综合的评估化疗药物是否有效。

171. 患者接受化疗后如何评价化疗的疗效?

在化疗药物治疗过程中，正确评价药物的有效性是十分关键的问题。化疗前后都会反复做血液学检查和 CT 等评价化疗疗效，医生总会用肿瘤完全缓解（CR）、肿瘤部分缓解（PR）、肿瘤稳定（SD）、肿瘤进展（PD）这类的医学术语来总结这段时间的治疗效果。实际上对于大多数药物治疗不敏感的肿瘤或晚期肿瘤患者，如果一味强调理论上的 CR、PR，这是不切实际的。治疗肿瘤时不但会看肿瘤大小的变化，更需要考虑患者的生存质量、生存期的长短。很多晚期肿瘤患者通过综合治疗可以长期“带肿瘤生存”，这样的治疗疗效和实际意义不亚于 CR、PR 的结果。

172. 需要化疗多长时间才可以看出疗效?

不同的肿瘤对化疗的敏感性不一样，有的肿瘤如果有效则会很快就看到疗效，如小细胞肺癌、淋巴瘤等。大多数卵巢癌患者一个周期（也称疗程）可以看出疗效，但有些药物和部分患者其疗效需要做两个周期后再做评价，过早评价疗效很可能会冤枉一些治疗，因为还没有看见肿瘤大小出现明显变化，但是也不能等的时间太长，那样如果无效也会耽误治疗。

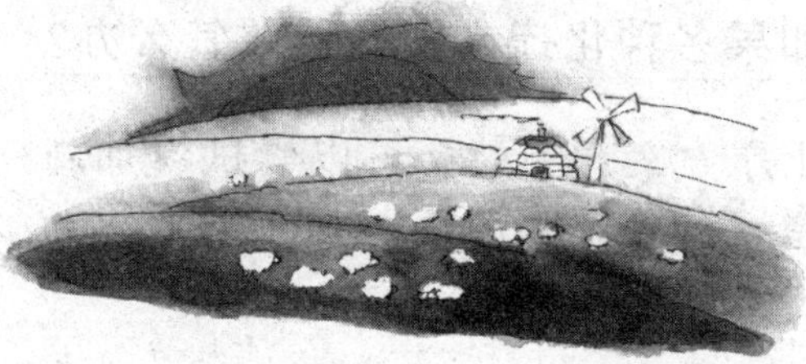

173. 为什么有的人化疗效果很好，而有的人化疗效果不好？

化疗的效果主要与肿瘤对药物的敏感性有关。有没有效主要取决于肿瘤的特点以及个体间的差异，比如同样是肺癌，小细胞肺癌化疗的效果很好，大多数患者化疗后肿瘤会明显缩小甚至消失。相比之下，非小细胞肺癌化疗的效果就没那么好。即便同样是肺腺癌，用了同一种药，有的人特别有效，有的人却一点不管用。这就是由患者个体间的差异造成的。

174. 如果化疗效果不好怎么办？

化疗效果不好的时候，主管医生会分析治疗无效的可能原因。对于某种癌症患者来说，即使采用目前最有效的方案，仍有一部分患者无效。由于影响化疗疗效的因素很多，对某一个特定的患者而言，目前又没有特别有效的方法提前预知哪些化疗方案是有效的，哪些是没有效的，只能通过化疗以后才知道疗效如何。当然，化疗也不是完全盲目的，有经验的医生会根据患者肿瘤的各种特点，选择一个最适合于该患者的化疗方案。万一该方案无效，也会分析治疗失败的原因，提出下一步可能的合适治疗方法。

175. 如果多种化疗方案均无效怎么办？

如果多种化疗方案均无效，可以尝试参加新药的临床试验。参加临床试验虽然有些确切的结果还不知道，但它是一个机会。

如果没有什么更有效的治疗方法，也可以考虑中医等治疗，根据患者的状态给予最佳支持治疗，针对不舒服的地方做局部治疗，比如骨放疗、脑放疗、胸部放疗等。如果患者经济条件允许，也可试用靶向治疗。

176. 是不是医生建议化疗就说明是癌症晚期了？

不是的，准确地说，除极少数早期卵巢癌患者不需术后化疗，绝大部分患者不论早期或者晚期，都有可能从化疗中获益，延长生存时间甚至是治愈。但是，化疗在何时进行不是随意的，并非所有的卵巢癌患者一开始就需要化疗。有的需要在手术前化疗，有的需要在手术后化疗，有的在手术前后都需要。对于每个患者则需要视具体情况，而不是“照葫芦画瓢”就能办好的事，要个体化决策。患者在化疗方案的选择上应该多听有资质、有经验的肿瘤医生建议。

177. 晚期肿瘤患者需要做化疗吗？如需要，通常要做几个周期？

一般晚期肿瘤患者是指出现远处转移的患者，晚期肿瘤患者并不是没有办法治疗。晚期肿瘤患者治疗的主要目的是延长其生存时间、提高生活质量。一些常见晚期肿瘤患者是可以通过化疗来延长生存时间的。比如卵巢癌，化疗可以使患者的生存时间延长，乳腺癌、大肠癌、淋巴瘤等疾病也得到了同样的结果；不同的疾病治疗多少周期是不一样的，治疗晚期卵巢癌一般需要6~8周期。不同的晚期患者化疗周期数不同，患者能够承受的情况也不同，所以还应该与给您治疗的医生进行探讨，做好心理准备，配合进行治疗，争取达到最佳治疗效果。

178. 化疗对生育功能会有影响吗?

化疗期间化疗药物可导致女性卵巢功能受损，子宫内膜增生低下，出现停经或月经减少，血清促性腺激素水平升高，雌激素水平降低，从而可引起受孕率下降。但是化疗导致的这些变化往往是可逆的。化疗结束后，患者的生育功能基本可以恢复正常。目前为止，尚未发现化疗对子代有明显致畸作用。

179. 什么是生物治疗?

生物治疗是一个广泛的概念，涉及一切应用生物大分子进行治疗的方法，种类十分繁多。如果从操作模式上来分非细胞治疗和细胞治疗。生物治疗的前沿技术有生物细胞免疫治疗、基因治疗、癌症干细胞靶向治疗等。

180. 如何提高肿瘤患者的免疫力?

免疫力是人体自身的防御机制，是人体识别和消灭外来侵入的任何异物（病毒、细菌等）；处理衰老、损伤、死亡、变性的自身细胞以及识别和处理体内突变细胞和病毒感染细胞的能力。患者提高免疫力要注意：①保持良好的生活和作息习惯。②饮食均衡营养。③培养多种兴趣，科学锻炼，心理健康乐观。④有些患者在医生的指导下，可进行医学免疫调节或治疗。

181. 什么叫内分泌治疗?

内分泌治疗又称激素治疗。激素是由机体内分泌细胞产生的一类化学物质，其随血液循环到全身，可对特定的组织或细胞发挥特有的疗效。

有一些肿瘤的发生、发展与激素失调有关，治疗中可应用一些激素或抗激素类物质以使肿瘤生长所依赖的条件发生变化，从而抑制肿瘤的生长。由于激素可选择性地作用于相应的肿瘤组织，对正常组织不会产生抑制作用，因而不会引起**骨髓抑制**。目前，临床上应用较多的激素治疗方案有：①用甲状腺素抑制促甲状腺素的分泌以治疗甲状腺癌。②用性激素（包括孕激素）及抗性激素药物（如三苯氧胺）治疗晚期卵巢癌、子宫内膜癌及乳腺癌等。③用肾上腺皮质激素与化疗联合应用以增强化疗作用，降低副作用。

内分泌治疗可以通过外科手术治疗、放射治疗或药物治疗来实现。前者是手术切除卵巢、睾丸、肾上腺、脑垂体等内分泌腺体。放射治疗是指用放射线照射破坏内分泌腺体；药物治疗是指补充某些激素（替代治疗）、用药物消除某些激素（消除治疗）及用某些药物抵消某种激素的效应（抵抗治疗）。

182. 什么是靶向治疗?

所谓的分子靶向治疗是指药物进入体内会特异地选择分子水平上的致癌位点来相结合发生作用，使肿瘤细胞特异性死亡，而不会波及肿瘤周围的正常组织细胞。所以分子靶向治疗又被称为“生物导弹”，一般只对肿瘤有抑制作用，而对正常组织没有副作用，其特点是高效、低毒，是一种理想的肿瘤治疗手段。

183. 靶向治疗药物属于化疗吗？

靶向治疗本质上属于一种生物治疗，不属于化疗，两者之间存在本质的区别。传统意义的化疗药物主要指细胞毒药物，它们是一种具有杀伤性的化学物质，除了对肿瘤细胞具有杀伤作用外，对于许多同样分裂旺盛的正常组织细胞也有毒性，例如：白细胞、血小板、胃肠道黏膜、毛囊等。所以化疗往往会造成一些相关的副作用，例如：白细胞下降、血小板下降、恶心、呕吐、脱发等。靶向治疗药物理论上只针对肿瘤细胞，对正常组织没有作用，所以往往不会出现化疗相关的副作用。

184. 化学治疗和生物靶向治疗是一回事吗？

化疗和靶向治疗都是抗肿瘤治疗方法，但各有特点。化疗就像炸弹，不分敌我，对肿瘤和正常组织都有杀伤力，只要是生长比较快的组织都会受到影响，因此毒性大，主要表现在**胃肠道反应**和血液毒性。而靶向治疗就像导弹，定位准确，但必须有目标。因此需要先做必要的检测，看有没有相应的靶点。靶向治疗药物的毒性相对小，主要表现为皮肤毒性和腹泻，抗血管生成的靶向药物还会影响患者的血压等。选择化疗还是靶向治疗需要根据不同病种、疾病的不同时期、检测靶点的不同以及患者的经济状况等综合考虑。

185. 卵巢癌患者都需要进行化疗吗？

卵巢癌容易发生**种植**转移、血行转移或者淋巴转移，所以绝大部分卵巢癌都需要术后辅助化疗。

只有极少数早期的卵巢癌在接受手术治疗后不需要化疗，也就是靠单纯手术就可以治愈。

186. 什么是卵巢癌新辅助化疗？

卵巢癌有相当一部分患者在发现的时候已经是中晚期，专科医生综合患者的CT、MR或其他影像检查结果、血液检查结果以及妇科检查情况进行判断，如果直接手术无法完全切除大部分或全部肿瘤，可以在手术前先进行2~3个周期（也称“疗程”）的化疗，以使肿瘤缩小，提高手术切除率，减少麻醉和手术风险，这一部分手术前的化疗就叫做新辅助化疗。

187. 卵巢癌患者都需要接受新辅助化疗吗？

对卵巢癌的治疗不能千篇一律，要结合患者的妇科检查、CT、MR或其他影像检查、血液检查等结果，判断如果直接手术有可能切除肿瘤则先行手术，不需要接受术前新辅助化疗，术后根据手术情况再决定辅助治疗。

188. 什么是卵巢癌的术后辅助化疗？术后辅助化疗需要几个周期？

卵巢癌的治疗包括手术与化疗两部分，除了极少部分非常早期的卵巢癌术后不需要化疗外，绝大部分卵巢癌患者术后都需要接受化疗以取得最好的治疗效果。术后化疗可以消灭体内手术后残存的肿瘤组织甚至是肿瘤细胞，减少复发和转移，提高治愈率，改善患者生存。这部分化疗就叫做术后辅助化疗。

早期卵巢癌术后辅助化疗需要3~6个周期（或称3~6个疗程），中晚期卵巢癌术后辅助化疗需要6~8个周期。

189. 治疗卵巢癌常用的化疗方案有哪些？

卵巢癌常用的化疗分为初次化疗（即一线化疗）和复发后治疗。目前初次化疗的方案主要为紫杉类+铂类。复发后治疗根据患者复发情况可用紫杉类+铂类、脂质体阿霉素+铂类、异环磷酰胺+草酸铂、多西他赛、吉西他滨、托泊替康、依托泊苷、培美曲塞等。

190. 治疗卵巢癌常用化疗药物的副作用有哪些？

紫杉醇的主要副作用包括**骨髓抑制**（也就是白细胞、红细胞或者血小板减少）、脱发、骨关节痛以及末梢神经炎（表现为手脚麻）。

卡铂的主要副作用包括**骨髓抑制**和**胃肠道反应**。

顺铂的主要副作用包括听力损害、肾功能损害、**胃肠道反应**和末梢神经炎。

草酸铂的主要副作用包括**骨髓抑制**、**胃肠道反应**和**神经毒性**，要注意的是其**神经毒性**遇冷刺激会加重，甚至可能诱发喉头水肿，所以注射草酸铂1周内要忌生冷刺激。

脂质体阿霉素的主要副作用包括**骨髓抑制**、**胃肠道反应**、口腔黏膜炎以及手足综合征（手足部的皮疹）。

异环磷酰胺的主要副作用有**骨髓抑制**、**胃肠道反应**和出血性膀胱炎。

多西他赛的主要副作用有**骨髓抑制**、脱发和水钠潴留（引起组织水肿)。

吉西他滨和托泊替康的主要副作用为**骨髓抑制**。

博来霉素可导致肺纤维化。

191. 卵巢恶性生殖细胞肿瘤患者需要接受化疗吗?

化疗在卵巢恶性生殖细胞肿瘤中占有重要的位置,自有效的化疗方案发现之后,大大改善了卵巢恶性生殖细胞肿瘤患者的**预后**,使其成为一种可治愈的肿瘤。除极少数早期的无性细胞瘤和未成熟畸胎瘤外,其余绝大部分卵巢恶性生殖细胞肿瘤术后均需辅助化疗。

192. 针对卵巢恶性生殖细胞肿瘤患者有哪些化疗方案可供选择?

目前BEP方案已被推荐作为卵巢生殖细胞肿瘤术后辅助化疗及一线化疗的首选方案。具体药物包括顺铂、博来霉素和足叶乙苷。其他可以用的化疗方案有PVB方案(顺铂、长春花碱和博来霉素)、VAC方案(长春花碱、更生霉素和环磷酰胺)等,但后二者毒副作用相对较大,临床中较少用。

193. 卵巢恶性生殖细胞肿瘤术后需要做几周期化疗?

早期肿瘤已全部切净者一般行3~4周期化疗,但如果术前肿瘤巨大,肿瘤标志物水平很高,恶性度高的组织类型如内胚窦瘤、胚胎癌和2、3级未成熟畸胎瘤患者需要行4~6周期化疗,或者待肿瘤标志物正常后巩固化疗2~3周期。晚期术后有肿瘤残存者一般行4~6周期，或者待肿瘤消失、肿瘤标志物正常后再巩固2~3个周期。

194. 卵巢恶性生殖细胞肿瘤术后化疗有什么不良反应?

对于使用BEP标准化疗方案化疗的患者，化疗期间会引起**胃肠道反应**，如恶心、呕吐、血象下降。博来霉素的主要毒副作用是肺纤维化与发热，间质性肺炎的发生随剂量累加而加重，其终身限量为300mg，小于300mg肺炎发生率3%~5%，而大于300mg时肺炎发生率约20%，用药期间应该密切复查胸片，必要时复查肺功能，一旦发生将不可逆转。顺铂的主要毒副作用是肾功能损害和**胃肠道反应**。长春花碱的主要毒副作用是**神经毒性**。

195. 怎样评定卵巢恶性生殖细胞肿瘤化疗是否有效?

在每个化疗周期后检测相应的肿瘤标志物，如AFP、CA19-9、CA125或hCG等（具体检测指标为术前升高异常的标志物），并行B超检查，如果2~3个周期化疗后肿瘤标志物下降至正常，B超或其他影像检查无异常发现，或肿瘤明显缩小表示化疗有效。

196. 卵巢恶性生殖细胞肿瘤化疗后月经还能正常吗?

一般在化疗2~3周期后可能出现闭经，化疗结束后3~6个月后月经恢复正常。

197. 卵巢恶性生殖细胞肿瘤除化疗外，还需要进行放疗吗？

在恶性生殖细胞肿瘤中，只有无性细胞瘤是一种对放射线高度敏感、并通过放疗可治愈的肿瘤。但因无性细胞瘤多数为年轻患者，盆腔放疗会影响生理及生育功能，放疗不作为首选治疗方案，只有对于晚期已生育的患者、存在化疗禁忌或者复发、转移患者化疗后肿瘤残存，才考虑做放疗。

198. 卵巢恶性生殖细胞肿瘤能治愈吗？

近20年来，随着铂类为基础的联合化疗方案的应用，卵巢恶性生殖细胞肿瘤患者只要接受正规治疗，80%~95%的患者有可能治愈。

199. 卵巢恶性生殖细胞肿瘤患者治疗后能生育吗？

卵巢生殖细胞肿瘤患者绝大部分可保留生育功能，因此治疗不影响患者的生活，对希望生育的患者来说几乎都可以成功生育。

200. 化疗对卵巢性索间质肿瘤有作用吗？

恶性卵巢性索间质肿瘤对于化疗较敏感，术后辅助化疗能够取得非常好的效果。如果不做化疗，则有相当一部分中晚期患者会出现复发，所以这类肿瘤术后化疗还是必要的。

201. 卵巢交界性肿瘤患者手术以后还需要做化疗吗？

卵巢交界性肿瘤患者手术以后是否需要做化疗取决于是否存在肿瘤浸润性**种植**。如果肿瘤不存在浸润性**种植**，目前国内外研究没有发现补充化疗可以提高生存率，因此不推荐术后化疗。而对于存在浸润性**种植**的交界性肿瘤是否需要化疗目前仍存在较大争议，部分专家认为术后无需辅助化疗，也有部分专家则认为由于这类患者**预后**相对较差，在治疗上应更加积极，术后应辅助化疗。但以上两种意见目前尚未达成共识，临床治疗中仍需根据具体情况而定。

无论是否存在浸润性**种植**，目前化疗在卵巢交界性肿瘤中的作用还不确定。如果需要进行化疗，则可按照卵巢癌之方案进行化疗，即紫杉醇联合铂类方案。

202. 卵巢癌患者需要定期巩固化疗以防止复发吗？

目前，卵巢癌在手术和足够的（一般 6~8 个疗程）术后辅助化疗后，如果临床及其他辅助检查均正常，即临床完全缓解时可结束化疗，此后定期随诊复查。研究表明，即使接受定期巩固化疗也起不到预防复发的作用，所以卵巢癌患者目前不主张定期接受巩固化疗。

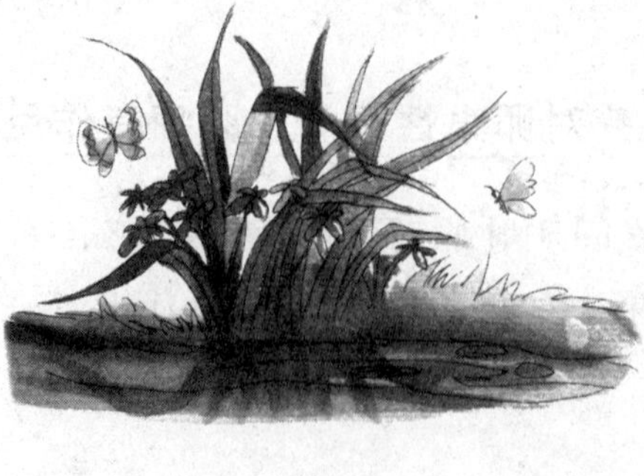

203. 卵巢癌复发后的化疗方案应怎么选择?

复发卵巢癌分为铂敏感复发和铂耐药复发，判断方法就是看最后一次一线化疗距发现复发的时间间隔。

（1）铂类敏感型：指以前对铂类药物为基础的化疗达到临床缓解、停化疗 6 个月以上的复发。本型患者再次使用铂类化疗仍可能有效。

（2）铂类耐药型：指停化疗不足 6 个月即复发者。

（3）铂类难治型：指对化疗没有产生有效反应的患者，包括在初始化疗中肿瘤持续存在或进展；或停化疗后 3 个月内即复发者。

对于铂敏感复发患者可以继续选择卵巢癌的一线化疗方案或其他方案，对于铂耐药及难治型复发患者则根据病情需要更改卵巢癌的二线化疗药物。

204. 什么是卵巢癌的二线化疗?

二线化疗是指对一线化疗方案耐药的卵巢癌患者可以选用的另外一些化疗方案。这些化疗方案都是经过临床研究证实对耐药卵巢癌有一定疗效的方案。

卵巢癌的二线化疗药物有：脂质体阿霉素、多西他赛、吉西他滨、托泊替康、草酸铂、奈达铂、依托泊苷、培美曲塞、异环磷酰胺等。

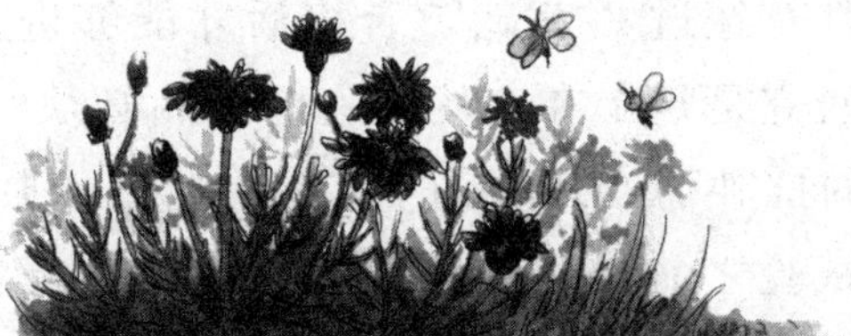

205. 卵巢癌二线化疗方案的有效率是多少?

由于接受二线化疗方案的患者都是对一线方案耐药的患者，所以二线化疗方案的有效率比较低，一般在10%~30%之间。

206. 什么是靶点药物的研究?

随着人类对癌症认识的不断深入，我们已经找到了许多办法来对抗肿瘤。抗癌药有的是依据细胞周期杀死它，有的从代谢途径抑制它，有的会阻断肿瘤细胞的信号传导或阻断癌细胞的营养供给，或联合使用各种抗癌药来剿灭肿瘤。遗憾的是癌细胞还会产生耐药。近年来，科学家们不断发现在癌细胞生长、扩散过程中新的目标点，即靶点。专家们针对这些靶点研制靶向药物，希望这些药物能够准确杀伤癌细胞。随着我们对癌症认识的增长，会有更多新药被研发出来用于治疗肿瘤!

207. 什么是抗肿瘤新药临床试验研究?

对于任何一种药物我们都要了解最重要的安全性和有效性。在临床使用时才有把握。怎么才能了解药物是否安全和有效呢?就必须要通过这个药物的临床试验研究。药物的临床研究项目越多，研究结果越丰富，对我们了解这些药物就越有利。也就是说，每个药品都是经过“考试”合格后才能够进入临床使用的，因此临床试验研究是每个在市场出售的药品必须经过的一关。

一个全新的抗肿瘤药需要进行20项左右的临床前研究，在进入人体临床试验之前，是要先在动物体内进行各种药物代谢、毒理方面的研究，然后才能在人体上经过Ⅰ~Ⅲ期的临床试验。如果临床研究结果证明该药是安全、有效的药物，它才能走上市场，为其他患者使用。

208. 抗肿瘤新药是怎么研发出来的？

新药的研发是一个十分复杂的过程，但简单来说可以分成临床前研究和临床研究。临床前研究包括从药物筛选开始到进行各种动物实验，一般要进行药理实验、急性毒性实验、长期毒性实验、**药代动力学**实验、致畸实验、致癌实验、过敏实验等，能够在动物体内得到的试验数据都会在实施人体试验前完成。这些动物实验不仅在小动物身上比如小鼠、大鼠身上做，还要在大动物身上做，比如比格犬、恒河猴等。动物实验资料要送到国家食品药品监督管理部门，经过严格的审批后才可能得到进入临床研究的批文。从药物筛选到进入临床研究只有百分之几的成功率，仿制药或改良的药物成功率会高一些，但会受到知识产权方面的限制。

在我国进入临床试验的新药都必须有国家药监部门正式批件，文件号可以通过正常途径查到，临床实验在与患者签署的知情同意书中一般都要注明这个批文号，以证明这项试验的合法性。一个新药需要进行三个期别（Ⅰ、Ⅱ、Ⅲ期）的多项临床研究，这期间一般需要500名以上的患者参与临床试用。

209. 一个新药的研发需要多长时间？为什么？

由于新药的每项临床研究都需要按照试验方案进行，对需要观察和研究的病种或瘤种有严格的入选标准和排除标准，每位患者必须自愿参加试验，这样在试验进行期间就需要很长的时间才能收集到足够的病例数。Ⅰ期和Ⅱ期临床试验分别需要大约2年，Ⅲ期临床试验也需要2~3年，加上每个期别之间还要得到国家药监部门的审批，在顺利的情况下一般需要7~10年才能完成。如果在新药探索期间不顺利，就需要更长的时间。新药在实验的任何一个阶段都有被淘汰的可能性，所以一个新药的诞生就像一个新生儿的孕育和出生一样，需要经过精心的设计和实施，中间如果有任何问题都可能使它不能面市，惨遭淘汰的命运。

210. 如何能够参加新药临床研究？

大家都知道手机、电脑等产品最先进的型号都在实验室里，抗癌新药也是如此，最新的好药都在临床试验中。因此，参加临床研究可以是一位肿瘤患者、尤其是晚期肿瘤患者的一种有利的选择，特别是对多种治疗失败后，参加临床研究可能是更有希望的选择。

参与临床研究最重要的是信息，这些信息可以通过在医院就诊时询问医生、留意贴在医院走廊上的招募广告、向专门开展新药临床研究的部门了解，也可以通过网络找到这些试验。抗癌新药的临床试验都是和治疗相结合的，实验工作者与自愿参加实验者都要根据实验方案的要求进行双向选择才能确定。

211. 什么是Ⅰ期临床试验？

Ⅰ期临床试验是检验新药对正常健康人及患者是否有毒性或其他害处的临床试验，包括初步的临床药理学研究、人体安全性评价试验及**药代动力学**试验，为制订给药方案提供依据。人体安全性评价通过耐受性试验来完成，主要目的是初步了解试验药物对人体的安全性情况，观察人体对试验药物的耐受及不良反应。**药代动力学**试验是要了解人体对试验药物的吸收、分布、代谢、消除等情况。

212. 什么是Ⅱ期临床试验？

Ⅱ期临床试验是检验新药是否有效力的临床试验。其目的是初步评价试验药物对目标**适应证**患者的治疗作用和安全性，也包括为Ⅲ期临床试验研究设计和给药剂量方案的确定提供依据。Ⅱ期临床试验多数会做两组人群对照的试验，即参加试验的人群分为试验药组与对照药组或安慰剂组，两组对照来确定试验药的疗效，但有的Ⅱ期试验也会只设一个试验组，单独看这个药物的疗效，然后把这个疗效与已有的资料进行对比，这样的试验设计所需例数比较少。

213. 什么是Ⅲ期临床试验？

Ⅲ期临床试验是检验新药的最适剂量、用法、安全性及治疗作用的确证阶段。其目的是进一步验证药物对目标**适应证**患者的治疗作用和安全性，评价患者受益与风险之关系，最终为药物注册申请的审查提供充分的依据。

214. 什么是Ⅳ期临床试验？

Ⅳ期临床试验为新药上市后由申请人进行的应用研究阶段。其目的是考察在广泛使用条件下的药物的疗效和不良反应、评价在普通或者特殊人群中使用的患者受益与风险关系等。是在药品说明书指导下用药的临床研究，用以补充Ⅱ、Ⅲ期临床研究中未观察到的不良反应，尤其是在老年人、肝肾功能较差患者、心血管疾病患者等特殊人群用药后可能产生的不良反应，而这些人群在前面的临床研究中都是被排除的。

215. 什么是临床研究中的知情同意？

为了保护受试患者参加临床研究中的权益，使他们了解研究药物的性质及试验的过程，我国和国际上都建立了相应的《新药临床研究质量管理规范》，简称 GCP 规范。要求所有临床研究都必须通过伦理委员会审批，审批的内容包括临床研究方案、知情同意书等。知情同意书是为参加临床研究的受试者（健康志愿者及患者）提供的一份书面文件。参加临床研究之前，研究者（临床医生）会就这份告知书的内容向受试者讲解，其中包括临床研究的内容、背景、新药的作用机制、已经获得的临床研究结果、将要开展的临床研究内容、受试者可能面临的风险、可能得到的受益等，最重要的是受试者必须是自愿参加的，而且随时可以退出，受试者的隐私是得到保护的。受试者/患者可以在医生与他进行知情同意谈话时充分的提问并应当得到答案，患者在自愿的情况下签署知情同意书，同时可以保留这份同意书。签署知情同意书后就意味着参与了临床研究。作为受试患者，如果愿意参与临床研究，就应当积极配合医生（研究者），包括及时向医生通报自己的感受、不适，及时到医院就诊，进行各种检查，在家中服药时要认真记录服药情况，填写患者日志，有时还要定时测量血压等。这些内容都是临床研究中需要观察的安全性资料，这些对于评价一个药物的安全性和有效性极为重要。一个患者在参与临床研究时也是临床研究的重要成员，他是整个研究组的观察对象，会得到所有研究者的关心和照顾，因此，配合临床研究工作也是受试者的义务，受试者有责任把自己的真实情况告诉医生，以便医生评价，并对他的治疗做出正确的决定。如果患者的疾病进展了，或者医生认为他已不适合留在研究中，医生会让他终止研究，并且为他提供其他治疗方案，这时受试患者要服从研究医生的决定。还需要注意：在知情同意书中通常有两个联系方式，一个是研究医生的电话，一个是伦理委员会的电话，受试患者有关于研究或医疗方面的问题可以打电话给研究者，如果有关于受试者权益方面的问题可以与伦理委员会联系，将会得到相应的解答。

（三）中医治疗的作用

216. 中医药治疗肿瘤的基本治法是什么？

《内经》提出“正气存内，邪不可干”的观点。从中医角度看，疾病的发生，特别是恶性肿瘤的发生与正气虚弱关系十分密切。现代医学也认为人体自身的免疫功能的强弱与肿瘤发生发展关系紧密相关。“扶正固本”是中医治疗肿瘤的关键，无论某种恶性肿瘤的病位、病性如何，扶正固本是治疗的重中之重，贯穿于治疗全过程。临床中，分析不同脏腑的虚损状况，辨别阴阳气血的盛衰，进而根据病程长短、病情轻重、体质、年龄、性别、季节等因素综合调治，脾胃强弱与否关系到全身脏器功能之盛衰。扶正补益时不仅要补肾还要健脾，能多进饮食，自然能化生气血津液。

217. 中医在肿瘤治疗中有哪些优势?

手术、放疗、化疗在中医看来皆是祛邪的手段，这些治疗方法在最大程度地减少肿瘤负荷、杀灭癌细胞的同时，不可避免地会损伤正气，使患者免疫功能受损、抵抗力下降。中医认为恶性肿瘤属于正虚邪实的疾病，治疗过程中强调整体观念、辨证论治，一方面要“扶正”，一方面要“祛邪”，重在扶正固本，兼以祛邪。虽然中医药直接抗癌作用不及放、化疗，但能够减轻放、化疗引起的恶心、呕吐、食欲减退、乏力、白细胞减少、免疫功能下降等不良反应，改善患者症状、提高生存质量。现代中药药理研究发现，许多中药正是通过调节肿瘤患者的机体免疫功能达到抑制肿瘤的目的，特别是补益类及活血类中药。在恶性肿瘤治疗方面中西医各有优势，不能互相替代。

218. 中药中有抗癌药物吗?

中医治疗肿瘤的常用药物种类繁多，包括扶正固本、清热凉血、理气解郁、化痰散结、活血化瘀和以毒攻毒等。按照中医传统理论和中药学知识来分析，并没有所谓的专门“抗癌”中药。随着现代中药药理学研究不断深入，逐渐发现一些中药（或者中药单体成分）对癌细胞具有一定的杀伤和抑制作用，也就相应的出现了抗癌中药的说法。这类具有抗癌作用的药物，往往被多数人直观的理解为具有杀伤癌细胞作用的中药，甚至被拿来与化疗药物类比，这种观点并不准确。大家平时所说的抗癌中药，主要是狭义上的抗癌中药，专指以毒攻毒类药物。其实，具有抗癌作用的中药既包括以毒攻毒类药物，也包括扶正固本类药物和各种清热解毒、化痰散结、活血化瘀类药物，这些都属于广义上的抗癌中药。

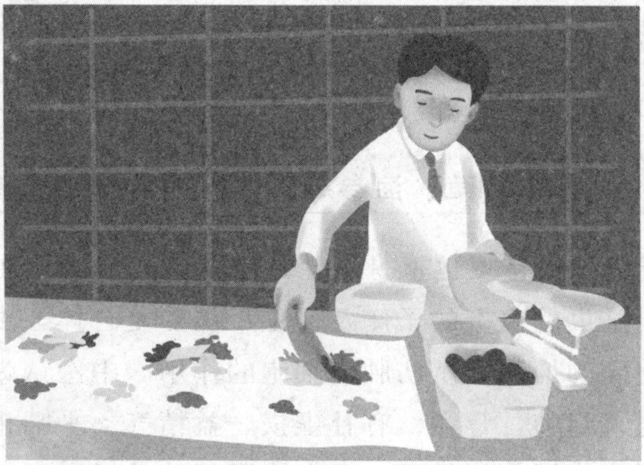

219. 中医药治疗与放化疗能同时进行吗？

许多患者和家属会有这样的疑问：中药与放射治疗或化疗药物会不会有冲突？会不会影响放、化疗的效果？它们能同时进行吗？多年来，大量的临床实践告诉我们，中医药与放化疗之间不会发生冲突，截至目前没有患者因为接受中医药治疗而降低放、化疗效果的确切依据。中医治疗是肿瘤综合治疗方法之一，适用于肿瘤患者治疗的各阶段。在不同阶段，中医药扮演不同的角色、发挥不同的作用。放化疗期间，西医治疗方法是抗肿瘤治疗的主力军，其治疗本身具有较强的“杀伤力”，不仅能够杀死、抑制肿瘤细胞，对人体的正常细胞也会带来不同程度的损伤，表现为骨髓功能、消化系统、神经系统等方面的不良反应。此时中医治疗处于辅助地位，侧重于为放、化疗“保驾护航”。通过益气扶正、填精养血、调理脾胃等治疗方法，改善或减轻患者乏力、失眠、恶心、呕吐、食欲减退、便秘、手足麻木、**骨髓抑制**

等不良反应和症状，目的在于使患者的放化疗得以较顺利的进行，所以并不以抗肿瘤为主要治疗方向，也不建议过多使用以毒攻毒的抗癌中药。

220. 冬虫夏草、海参等营养品对肿瘤患者有益吗?

冬虫夏草既不是虫也不是草，是麦角菌科真菌冬虫夏草寄生在蝙蝠蛾科昆虫幼虫上的子座及幼虫尸体的复合体。虫草体外提取物具有明确的抑制、杀伤肿瘤细胞的作用。中医认为冬虫夏草性味甘、温，归肺、肾经，有补虚损、益精气、平喘止血化痰功能。冬虫夏草药用价值很高，具有阴阳双补的特点，尤其擅长补益肺、肾两脏，药性较平和，除了感冒、有实热等情况外，普通人群多数都可服用，且全年均可服用，以冬季最佳。传统服用方法是煎煮内服，可以入丸、散，或研末食用，也可以泡酒、煲汤、煮粥服用。需要强调的是，无论哪种方法均应连渣服用，最大程度保证有效吸收。

海参是常用的食疗补品，主要作用是益精养血、补虚损，常常被当做术后、产后、久病等身体虚弱者的营养品使用，其营养价值较高，也具有一定的药用价值，肿瘤患者可以服用，但不建议大量、长期服用。肿瘤患者在正常饮食能够得到保证的情况下，间断服用海参即可。需要注意的是，急性肠炎、感冒、平时大便溏泻者不适宜食用海参，避免加重病情或者使疾病迁延不愈。

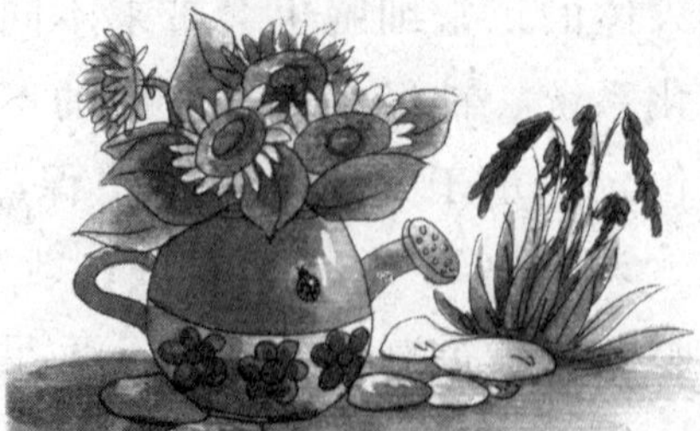

221. 肿瘤患者放化疗后练习气功是否有益？

气功是具有广泛群众基础的养生保健锻炼方法，也是传统中医药学的重要组成部分。功法强调练习时要充分放松身体和心情，注重呼吸、意识的调整，与身体活动保持协调，有利于调节生理功能、减轻心理压力，这一点对于肿瘤患者的治疗康复来说是有益的。需要注意的是，练习气功应选择动作幅度较小、难度不大的功法，切忌练习体力要求较高、动作繁复的，以免加重身体负担。

（四）输血相关问题

222. 血型检测常见结果包括哪些？

自从 Landsteiner 于 1900 年发现 ABO 血型后，至今已命名 30 个红细胞血型系统，发现了 300 多个血型抗原。目前与人类输血关系最为密切的是 ABO 和 Rh 两个血型系统。通常所说的血型检测是指 ABO 血型检测，在人群中分布有四种，分别是 A 型、B 型、O 型和 AB 型。有数据显示我国汉族人群四种血型频率分别为 20%~30%、20%~38%、30%~40%、6%~12%。Rh 系统中最为重要的为 D 抗原，Rh D 血型分阴性和阳性两种。另外，Rh 系统的 C、c、E、e 抗原也与输血密切相关，可刺激机体产生免疫抗体，如抗体阳性的患者输入有相应抗原的红细胞则可能引发溶血性输血反应。

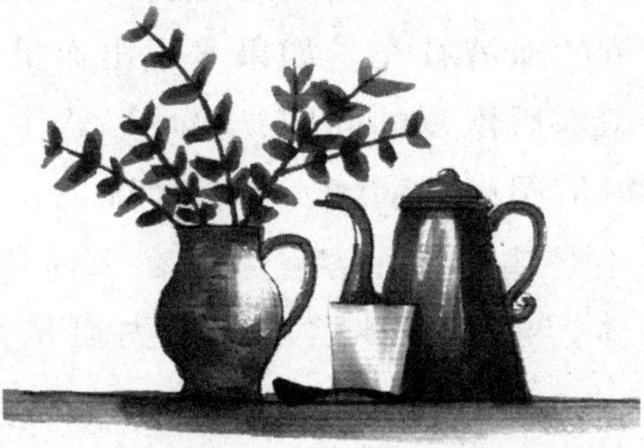

223. 为什么将 Rh 阴性血叫“熊猫血”?

人类红细胞血型由多达三十多种的血型系统组成，ABO 血型与 Rh 血型只是其中的两个血型系统。大家所熟知 ABO 血型系统将血型分为 A 型、B 型、O 型和 AB 型。而 Rh D 血型分为 Rh D 阳性和 Rh D 阴性。在给患者输血前对供血者和受血者这两种血型都要进行检测，以免出现严重的输血反应。那么什么叫 Rh D 阴性血型？当一个人的红细胞上存在有 D 血型抗原时，则被称为 Rh D 阳性，用 Rh D（+）表示；当缺乏 D 抗原时即为 Rh D 阴性，用 Rh D（-）表示。Rh D（-）的分布因种族不同而差异很大，在白种人中的比例较高，约百分之十五。而在我国汉族人群中绝大部分人为 Rh D 抗原阳性，Rh D 阴性者比例不足百分之一，因为极其罕见，类似于国宝大熊猫，因此，Rh D 阴性血又被俗称“熊猫血”。Rh D 抗原对临床输血至关重要，“阴性血”患者如接受了 Rh D 抗原阳性的血液则有可能引起严重的溶血性输血反应。

224. 手术中是否需要输血？输自己家人的血是否更安全?

输血是一种治疗手段，术中输血是在出血量达到了输血指征，可以给予适量的血液补充。如果术中出血虽然不少但尚未达到输血指征，考虑术后恢复的问题，也可以给予适量输血。所以术中是否输血还得依照患者病情。通常情况下，失血量在自体血容量 10%以下可不必输血；血容量减少在 20%以下也不必输血，可补充适量的晶体溶液或胶体溶液；当失血量占血容量 20%～

50%时，在补充适量的晶体溶液或胶体溶液的同时，可输红细胞压积为70%的浓缩红细胞，使患者体内红细胞压积达到35%；当血容量减少在50%以上时，除输浓缩红细胞、晶体溶液或胶体溶液外，还可适量输白蛋白、血浆或新鲜全血，必要时可输用浓缩血小板。

直系亲属不能相互输血是一个医学常识，只是很多人都被电视剧里演绎的亲属输血剧情所误导。“献血法”中明确规定，为保障公民临床急救用血的需要，国家提倡并指导择期手术的患者自身储备血，动员家庭、亲友所在单位及社会互助献血。对于亲友互助献血，人们会有一个误区，就是亲属献血之后直接给直系亲属用。事实上，亲朋好友参加互助献血之后，血站会规避直系亲属间相互用血。因为有时亲属间（如父母与子女）输血后并发移植物抗宿主病的危险性比非亲属间输血的危险性要大得多。再者，很多人觉得自己的亲人平时身体看上去很健康，这并不能真正代表亲人身体真的健康，有一些病症有很大的潜伏性，仅凭人们的肉眼根本无法判别。因此，患者输血治疗应避免使用亲属供者的血液，亲属献血后可由血液中心调剂使用。

225. 什么是自身输血？

自身输血是相对于异体输血而言的，即患者接受的血液来自于自身而非他人。自身输血有三种方式：①贮存式自身输血：指术前一定时间采集患者自身的血液进行保存，在手术期间输给患者；②急性等容性血液稀释：一般是在麻醉后、手术主要步骤开始前，抽取患者一定量自身血液在室温下保存备用，同时输入替代液（如盐水）使血液适度稀释，使手术中血液的有形成分丢失减少，然后根据术中失血情况将自身血液回输到患者体内；③

回收式自身输血：指用血液回收装置，将患者体腔积血、手术失血及术后引流血液进行回收、抗凝、滤过、洗涤等处理，然后回输给患者。血液回收必须采用合格的设备，回收处理的血液必须达到一定的质量标准。

226. 哪些患者适合自身输血？

并不是所有的患者都适合自身输血，自身输血有其**适应证**：①只要患者身体一般情况好，无心脑血管疾病，血红蛋白>110g/L或红细胞压积>0.33，行择期手术，本人签字同意后都可进行贮存式自身输血或者急性等容性血液稀释，但后者必须在术中密切监测血压、脉搏、血氧饱和度、红细胞压积和尿量的变化；②回收式自身输血要求较为严格，以下情况不能进行血液回收：血液流出血管外超过6小时；怀疑流出的血液被细菌、粪便、羊水或消毒液污染；怀疑流出的血液含有癌细胞；流出的血液严重溶血。

227. 肿瘤患者输血有哪些风险？

目前，我国各级医疗机构为患者提供的血液已经供血机构按国家规定采用合格试剂进行了严格的检测，但受当前科技水平的限制，仍难以避免输血所致的各种传播性疾病和不良反应，输血治疗存在一定风险，主要包括以下情况：①溶血反应；②非溶血性发热反应；③**过敏反应**；④感染病毒性肝炎、艾滋病、梅毒等；⑤感染巨细胞病毒、EB病毒、疟疾等；⑥输血相关移植物抗宿主病；⑦输血相关急性肺损伤；⑧循环负荷过重；⑨血液输注无效等。另外，肿瘤患者输注红细胞可能对机体的免疫系统产生一定抑制，从而加速肿瘤的复发与转移。

228. 肿瘤患者何时需要输注新鲜冰冻血浆？

新鲜冰冻血浆的主要作用为补充凝血因子，同时可扩充血容量。我国《临床输血技术规范》规定其主要适用凝血因子缺乏或大面积创伤、烧伤的患者。肿瘤患者如有上述情况则建议输注。

229. 肿瘤患者何时需要输注血小板？

肿瘤患者由于自身体质的变化以及化疗、放疗等影响容易发生血小板数量的减少，输注血小板是重要的支持治疗，尤其是造血功能差的患者，往往需多次输注以维持体内血小板的数量。虽然在身体有明显的出血之前预防性输注血小板已很普遍，但至今仍无权威的研究表明预防性输注就一定比有了出血症状后再输（治疗性输注）效果好。我国《临床输血技术规范》建议手术及创伤的患者输注血小板阈值为 $50\times10^9/L$，血小板在（50～100）$\times10^9/L$ 之间者，应根据是否有自发性出血或伤口渗血决定；对于内科患者，如血小板 $>50\times10^9/L$，一般不需输注，（10～50）$\times10^9/L$ 之间的患者根据临床出血情况决定，如血小板 $<5\times10^9/L$，则应立即输注血小板以防止出血。

英国血液学标准委员会发布的血小板输注指南中建议腰椎穿刺、硬膜外麻醉、组织活检、剖腹手术或相似的操作，血小板应提高至 $50\times10^9/L$ 以上；对于慢性稳定型血小板减少症，血小板可持续低于 $10\times10^9/L$ 而不发生严重出血，为避免血小板输血无效以及其他并发症，这类患者不推荐长期预防性输注血小板。肿瘤患者如没有败血症、凝血异常等情况则大多属于此类。

230. 出现输血不良反应该怎么办?

由于输血不良反应的多样性，其处理方式和手段也不相同。在输血开始后的15分钟内，医护人员应密切观察患者，确保输血安全。输血不良反应中对患者威胁最大的是急性溶血反应，抢救不及时常导致患者迅速死亡。一旦出现急性溶血反应的征兆（高热、寒战、心跳加快、腰背疼痛、呼吸困难、酱油色尿等），应立刻停止输血，封存血袋，通知输血科复查患者和供血者血型，复查交叉配血结果；临床医生应在第一时间采取抢救措施，包括维持静脉通路、扩容，保持呼吸道通畅、给氧、循环支持、利尿、激素治疗等。输血不良反应中最为常见的是**过敏反应**和非溶血性发热反应，程度较轻者在停止输血后常可自行恢复，较重者需药物治疗，如退烧药、抗过敏药，极少数严重者（如过敏性休克）需抢救、抗休克治疗。

输血相关的传播性疾病往往是老百姓最为关心的问题，也是目前舆论媒体报道最多的输血风险。解决此问题的关键在于预防，一方面供血机构需不断提高检测水平，缩短艾滋病、乙肝等的检测窗口期；另一方面临床医生应严格把握输血指征，减少不必要的输血，降低感染风险。

231. 如何评价血液输注后的效果?

临床医生在患者接受血液输注后应及时地进行疗效评价，主要从临床症状的改善和实验室检查两方面进行：①患者在红细胞输注有效后可能会出现精神好转，皮肤色泽恢复以及呼吸改善，但血常规检测是最为客观的指标，血红蛋白和红细胞压积数值的迅速提升是红细胞输注有效的有力证据；②血浆输注有效表现为出血的减少，容量的恢复，但凝血功能检查结果好转为更客观的指标；③血小板输注有效表现为出血点和出血部位的减少，止血效果的改善。实验室检查的主要评价指标为校正血小板计数增高指数（CCI），计算方法为CCI=（输注后血小板计数-输注前血小板计数）（10^9/L）×体表面积（m^2）÷输入血小板总数（10^{11}），参考BCSH发布的血小板输注指南，以输注后20~24小时CCI≥4.5×10^9/L判定为输注有效，CCI<4.5×10^9/L为输注无效。

（五）癌痛治疗

232. 癌症患者感到疼痛的原因有哪些？

癌症患者感到疼痛的原因主要有三大类：①癌症本身的原因：最常见的原因是骨转移、肿瘤压迫神经或侵犯神经所致，其次是由于肿瘤生长过快或肿瘤过大导致患者感到某部位胀痛。②继发于肿瘤的相关因素：如肿瘤伴有感染、肿瘤导致肠道或其他管道系统梗阻、肿瘤破裂出血等。③诊治癌症过程中产生的疼痛：如手术、放疗、化疗、穿刺活检、骨髓穿刺、内镜检查等。

233. 疼痛的伴随症状有哪些？

了解疼痛的伴随症状可有助于患者及家属正确认识疼痛给患者带来的危害，及时正确治疗疼痛。通常疼痛的伴随症状有以下三个方面：

（1）生理性症状：严重疼痛会导致患者出现恶心、呕吐、心慌、头昏、四肢发冷、出冷汗、血压下降甚至休克。慢性疼痛会引起患者失眠、便秘、食欲不振、肢体活动受限等。

（2）心理变化：顽固性及恶性疼痛会使患者感到忧郁、恐惧、焦躁不安、易怒、绝望等。

（3）行为异常：多见于慢性疼痛的患者。不停地述说疼痛的体验及对其的影响如何。不断抚摸疼痛部位，甚至以暴力捶打；坐卧不安、尖叫呻吟、伤人、毁物。

234. 患者如何向医生描述自己的疼痛？

首先应该向医生准确描述疼痛的部位：哪里感到疼痛？哪里疼痛最明显？是否伴随其他部位的疼痛？疼痛部位是否游移不定？其次要告诉医生疼痛发作的特点：是持续痛的还是间歇痛？什么因素使疼痛加剧或缓解？一天中什么时间感到最痛？如果是间歇痛多长时间发作一次？最后要向医生描述患者感受的疼痛程度：是轻度、中度、重度还是严重痛？

特别要注意的是，对疼痛程度的诊断应该是依据患者所表述的感觉，而不是医生认为“应该是怎样的程度”。所以正确向医生描述疼痛可以帮助医生对患者进行有效地治疗。

235. 世界卫生组织推荐的治疗癌痛三阶梯止痛方案是什么？

为了提高癌症患者的生活质量，达到持续镇痛的效果，使癌痛患者夜间能够睡觉，白天休息、活动、工作时无痛，世界卫生组织推荐采用三阶梯止痛方案，其具体分类如下：

第一阶梯：应用非阿片类药物止痛，加用或不加用辅助药物。

第二阶梯：如果疼痛持续或加剧，在应用非阿片类镇痛药基础上加用**弱阿片类药物**和辅助药物。

第三阶梯：强阿片类药物与非阿片类镇痛药及辅助药物合用，直到患者获得完全镇痛。

如果疼痛仍然持续，应进行神经破坏或介入治疗等有创性治疗。尽量维持无创性给药途径，这种途径简单、方便、安全、费用低。

236. 三阶梯镇痛方案的基本原则是什么？

三阶梯镇痛方案的基本原则为：按阶梯给药，无创给药，按时给药，用药个体化，注意具体细节。

按阶梯给药：①根据患者的疼痛程度给予相应阶梯的药物，如果患者就诊时已经是重度疼痛，就应该直接使用重度镇痛药，无需从第一阶梯开始。②在使用第一或第二阶梯药物时，其镇痛作用都有一个最高极限（天花板效应），因此，在正规使用第一、第二阶梯药物后，如果疼痛不能控制，不应再加量、换用、联用同一阶梯的镇痛药物，应选择更高阶梯的镇痛药物。③第三阶梯代表药物为吗啡，此阶梯药物没有“天花板效应”，如果常规剂量控制疼痛效果不佳可以逐渐增加吗啡剂量，直至完全控制疼痛为止。

无创给药：在可能的情况下尽量选择口服、透皮贴剂等无创方式给药，这种用药方式简单、经济、方便、易于患者接受，并且不易产生成瘾性及药物依赖性。

按时给药：按规定时间间隔给药，不论患者当时是否有疼痛发作，而不是等到患者痛时才给药，这样可保证达到持续镇痛的效果。

用药个体化：不同的患者对麻醉性镇痛药的敏感度存在个体差异，而且差异度可能很大，同一个患者在癌症的不同病程阶段疼痛程度也在发生变化，所以阿片类药物没有标准用量，要时刻根据患者的疼痛缓解状况增、减用药剂量，凡是能够使疼痛控制的剂量就是正确的剂量。

注意具体细节：对服用镇痛药的患者要注意监护，密切观察其反应，目的是使患者获得最佳镇痛而发生最小的副作用。

237. 什么是非阿片类镇痛药？

非阿片类镇痛药是指止痛作用不是通过激动体内阿片受体而产生的镇痛药物。按作用机制主要分为以下两类：

（1）非甾体类抗炎镇痛药：具有解热镇痛、且多数兼具消炎、抗风湿、**抗血小板聚集**作用的药物。主要用于治疗炎症、发热和疼痛。如吲哚美辛、对乙酰氨基酚、芬必得（布洛芬）、萘普生、奇诺力（舒林酸）、西乐葆等。

（2）非阿片类中枢性镇痛药：作用于中枢神经系统，影响痛觉传递而产生镇痛作用。如曲马多、氟吡汀。

238. 什么是阿片类镇痛药？

阿片类镇痛药为一类作用于中枢神经系统，激动或部分激动体内阿片受体，选择性减轻或缓解疼痛，对其他感觉无明显影响，并能保持清醒的一类止痛药物。镇痛作用强，还可消除因疼痛引起的情绪反应。阿片类镇痛药按药物来源可分为以下三类：

（1）天然的阿片生物碱，如吗啡、可待因。

（2）半合成的衍生物，如双氢可待因。

（3）合成的麻醉性镇痛药，哌替啶（杜冷丁）、**芬太尼族**、美沙酮等。

239. 按三阶梯止痛方案常用的镇痛药都有哪些？

很多患者不知道自己服用的药物属于哪一个阶梯，按三阶梯止痛方案常用的镇痛药有：

第一阶梯：轻度镇痛药，以非甾体类药物为主。常用的有阿司匹林、意施丁（消炎痛控释片）、泰诺林（对乙酰氨基酚为主）、百服宁（对乙酰氨基酚为主）、必理通（对乙酰氨基酚）、散利痛（对乙酰氨基酚+咖啡因等）、芬必得（布洛芬）、扶他林（双氯芬酸钠）、凯扶兰（双氯芬酸钾）、奥湿克（双氯芬酸钠+米索前列醇）、奇诺力（舒林酸）、莫比可（美洛西康）、萘普生、西乐葆等。

第二阶梯：中度镇痛药，以**弱阿片类药物**为主。常用的有奇曼丁（盐酸曲马多缓释片）、泰勒宁（氨酚羟考酮）、路盖克（可待因+对乙酰氨基酚）、氨酚待因（可待因+对乙酰氨基酚）、双克因（酒石酸二氢可待因控释片）、泰诺因（可待因+对乙酰氨基酚）、盐酸丁丙诺啡舌下片、强痛定针剂等。

第三阶梯：重度镇痛药，强阿片类药物。常用的有美施康定（硫酸吗啡控释片）、奥施康定（盐酸羟考酮控释片）、多瑞吉（芬太尼透皮贴剂）、盐酸吗啡片剂及针剂、盐酸哌替啶（杜冷丁）片剂及针剂等。

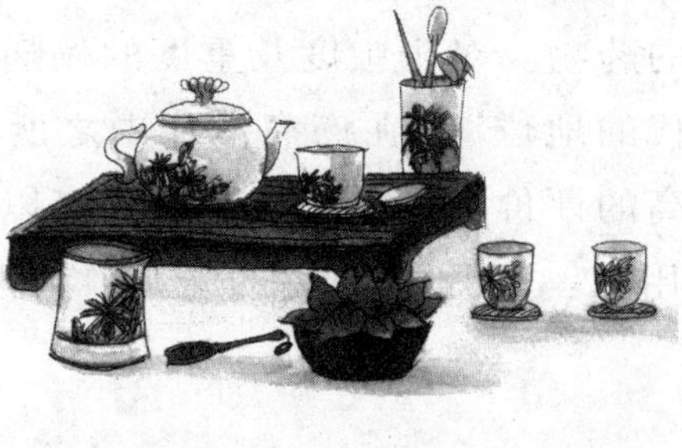

240. 癌痛患者如果合并有神经病理性疼痛怎么办?

神经病理性疼痛是由于神经系统损伤或者受到肿瘤压迫或浸润所致的一种难治性疼痛。患者在服用阿片类镇痛药的同时，应根据疼痛的不同表现联合应用其他辅助药物。表现为烧灼样疼痛的患者应加服三环类抗抑郁药，如阿米替林、多虑平等。表现为电击样疼痛的患者应加服抗惊厥药，如加巴喷丁、卡马西平等。

241. 癌痛患者应该什么时候开始止痛治疗?

目前主张癌症患者一旦出现疼痛就应及早开始止痛治疗，而不必忍受疼痛的折磨。疼痛会影响患者的生活质量，使患者无法正常睡眠、正常工作、正常娱乐等，一部分患者还会出现抑郁、焦虑、消沉等心理障碍。早期的癌痛在疾病未恶化时，及时、按时用药比较容易控制，所需镇痛药强度和剂量也最低，还可避免因治疗不及时而最终发展成难治性疼痛。

242. 阿片类药物是治疗癌痛的首选吗?

阿片类药物是最古老的止痛药，也是迄今为止最有效的止痛药。世界卫生组织提出："尽管癌痛的药物治疗及非药物治疗方法多种多样，但是在所有止痛治疗方法中，阿片类止痛药是癌痛治疗中必不可少的药物。对于中度及重度的癌痛患者，阿片类止痛药具有无可取代的地位"。在癌痛治疗中之所以对阿片类镇痛药的作用有如此高的评价，是缘于这类药物有以下三大特点：

（1）止痛作用强：阿片类药物的止痛作用明显超过其他非

阿片类止痛药。

（2）长期用药无器官毒性作用：阿片类药物本身对胃肠、肝、肾器官无毒性作用。

（3）无天花板效应：因肿瘤进展而使患者癌痛加重时，或用阿片类药止痛未达到理想效果时，可通过增加阿片类药物的剂量提高止痛治疗效果，其用药量无最高限制性剂量。

243. 阿片类药物的毒副反应有哪些？出现后应立即停药吗？

阿片类药物常见的毒副反应主要为便秘（发生率90%）和恶心、呕吐（发生率30%），其他包括眩晕（发生率6%）、尿潴留（发生率5%）、皮肤瘙痒（发生率1%）、嗜睡及过度镇静（少见）、躯体和精神依赖（少见）、阿片过量和中毒（少见）、精神错乱及中枢神经毒副反应（罕见）。除便秘以外，其他的毒副反应一般出现在用药初期，数日后患者都会逐渐耐受或自行消失。出现便秘者可采用对症治疗，不影响患者继续用药。在医生正确指导下用药，其他少见和罕见的毒副反应可减少或避免发生。所以患者不必担心阿片类会发生严重毒副反应而停药。

244. 非阿片类药吃了不管用多吃点就行了吗？

许多患者及家属认为非阿片类药物比阿片类药物安全，可以多吃，并因惧怕阿片类药物成瘾，想尽量避免用强阿片类药物。其实这种想法和做法都不对。非阿片类镇痛药止痛效果并不是与用量成正比，当达到一定剂量水平时，增加用药剂量并不能增加镇痛效果，而且药物的不良反应将明显增加，也就是通常所说的天花板效应。阿片类药物如果在医生指导下正确个体化用药，防治药物的不良反应，长期用药对肝脏及肾脏等重要器官无毒性作用。与之相比，非阿片类镇痛药长期用药或大剂量用药发生器官毒性反应的危险性明显高于阿片类镇痛药。非甾体类抗炎药是非阿片类药中的一种，其在用药初期大多无明显不良反应，但长期用药，尤其是长期大剂量用药则可能出现消化道溃疡、血小板功能障碍及**肾毒性**等不良反应。大剂量对乙酰氨基酚可引起肝脏毒性。因此，如果正确使用，一般阿片类镇痛药比非阿片类药更安全。

245. 什么是药物的耐药性？镇痛药也能产生耐药性吗？

耐药性又称抗药性，系指微生物、寄生虫或肿瘤细胞与药物多次接触后，对药物的敏感性下降甚至消失，致使药物对耐药微生物、寄生虫或肿瘤细胞的疗效降低或无效。镇痛药反复使用后也会产生耐药性，其结果导致镇痛作用下降，作用时间缩短，有些需要逐渐增加剂量才能维持其镇痛效果。

246. 什么是药物的依赖性？镇痛药会产生依赖性吗？

药物的依赖性俗称药瘾或瘾癖，它分为精神依赖和躯体依赖两种。

精神依赖又称心理依赖，也就是大家通常所说的成瘾性，是指患者对某种药物的特别渴求，服用后在心理上有特殊的满足感。镇痛药物容易产生成瘾性。阿片类药物成瘾的特征是持续地、不择手段地渴求使用阿片类药物，主动觅药，目的不是为了镇痛，而是为了达到“欣快感”，这种对药物的渴求行为会导致药物的滥用。对精神依赖的过于担心是导致医生和患者未合理使用阿片类药物的重要原因。大量国内外临床实践表明，阿片类药物用于癌症患者镇痛成瘾者极其罕见。

躯体依赖是指重复多次的给予同一种药物，使其中枢神经系统发生某种生理或生化方面的变化，致使对某种药物成瘾，也就是说需要某种药物持续存在于体内，否则药瘾大发，产生戒断症状。阿片类药物成瘾表现为用药一段时间后，突然停用阿片类药物后出现的流涕、流泪、打哈欠、出汗、腹泻、失眠及焦虑、烦躁等一系列不舒服地戒断症状。戒断症状很容易通过逐渐减少用药剂量来避免。

耐药性和躯体依赖性是阿片类药物的正常药理学现象，癌痛患者通常使用的是阿片类药物的控释或缓释剂型，极少发生精神（心理）依赖。癌痛患者如发生药物依赖性并不妨碍医生有效地使用此类药物。

247. 长期用阿片类镇痛药会成瘾吗?

对阿片类药物成瘾的恐惧是影响患者治疗疼痛的主要障碍。世界卫生组织对癌痛患者使用镇痛药已经不再使用成瘾性这一术语，替代的术语是药物依赖性。镇痛药躯体依赖性不等于成瘾性，而精神依赖性才是人们常说的成瘾性。躯体依赖性常发生于癌痛治疗过程中，表现为长期用阿片类药物后对药物产生一定的躯体依赖性，突然中断用药会出现流涕、流泪、打哈欠、出汗、腹泻、失眠及焦虑、烦躁等不舒服的症状（戒断症状）。癌痛患者因疼痛治疗的需要对阿片类药物产生耐受性（需要适时增加剂量才能达到原来的疗效）及躯体依赖性是正常的，并非意味已“成瘾”，不影响患者继续安全使用阿片类镇痛药。在医生的指导下，采用阿片类药物控释、缓释制剂，口服或透皮给药，按时用药等规范化用药方法，可以保证理想的镇痛治疗。

248. 害怕增加阿片类药物剂量，部分缓解疼痛就可以凑合了？

有些患者因害怕药物成瘾而不敢增加阿片类药物剂量，造成用药剂量不足，这样会导致镇痛不足，长期的疼痛刺激将使疼痛进一步加重，形成神经病理性疼痛等难治性疼痛，最后形成恶性循环。对于癌症患者，疼痛治疗的主要目的应该是根据患者具体情况合理、有计划地综合应用有效镇痛治疗手段，最大限度缓解癌痛症状，持续、有效地消除或减轻疼痛，降低药物的毒副反应，最大限度地提高患者的生活质量。理想的镇痛治疗应该是使患者达到无痛休息和无痛活动。消除疼痛是患者的基本权利，所以每个癌痛患者都不应该忍受不必要的疼痛，要相信疼痛是可以控制的，要在医生的指导下最大限度的缓解自己的疼痛。

249. 一旦使用阿片类药就不能停止吗？

一些服用了阿片类镇痛药的癌痛患者接受化疗、放疗、手术治疗或其他抗肿瘤治疗后，肿瘤得到了控制，疼痛明显减轻，这些患者想知道镇痛药是否可以停止服用。因此，只要疼痛得到满意控制，可以随时安全停用阿片类镇痛药。吗啡日用药剂量在30~60mg时，突然停药一般不会发生不良反应。长期大剂量用药者，突然停药可能出现戒断综合征。所以长期大剂量用药的患者应在医生指导下逐渐减量停药。

250. 长期服用阿片类药物的患者有最大剂量的限制吗？

阿片类药物是目前发现镇痛作用最强的药物，并且没有“天花板”效应，镇痛作用随剂量的增加而增强，因此，并不存在所谓最大或最佳剂量。对个体患者而言，最佳剂量是最有效的镇痛作用和可耐受的毒副反应。所以，只要止痛治疗需要，都可以使用最大耐受剂量的阿片类镇痛药，以达到理想缓解疼痛。

251. 两个长效阿片类药物能否联合使用？

首先要告诉患者这是不规范用药，目前没有任何一个权威《癌痛诊治指南》中推荐这样用药。其次，也没有必要这样做，在医生指导下可以通过增加单一阿片类药物的剂量来实现良好的镇痛效果。此外，患者要了解合用长效阿片类药物是有害的，两种长效类阿片药物作用机制相似，药理作用叠加，毒副反应发生的种类有可能会增加，机率会增大，用药剂量不容易掌控，容易过量，一旦过量，出现的毒副反应难以处理。

252. 口服阿片类控释片控制疼痛趋于稳定，但有时会出现突发性疼痛怎么办？

突发性疼痛也叫暴发痛，是指在持续、恰当控制慢性疼痛已经相对稳定基础上突发的剧痛。突发性癌痛常常被患者报告为无规律性、散在发生、急性发作、持续时间短、瞬间疼痛加剧、强度为中到重度，可以超出患者已控制的慢性癌痛水平。暴发痛可以是与原发性疼痛一致或者感觉完全不同的阵发性疼痛。暴发性癌痛可以由不同诱发因素而发作（与肿瘤相关、与治疗相关、伴随的其他疾病），病理生理机制也可能不同（伤害性疼痛、神经源性疼痛、复合性疼痛）。暴发痛可以干扰患者的情绪、日常生活（睡眠、社会活动、生活享受等），对疼痛的总体治疗产生负面影响。所以，及时治疗暴发性癌痛非常有必要。患者要告诉医生存在暴发性疼痛，而不要因为暴发痛的持续时间短而忍受疼痛。目前，治疗暴发性癌痛的主要方法为在医生的指导下使用合适补救剂量即控释或速释型阿片类药物，并根据暴发痛的原因合理应用辅助药物等。

253. 哌替啶（杜冷丁）是最安全有效的镇痛药吗？

经常有一些患者会对医生说："我疼得很厉害，吃药没用，我要打杜冷丁。"这种观点是错误的，目前，世界卫生组织已不再推荐使用哌替啶（即杜冷丁）作为癌痛患者的镇痛药物。哌替啶的镇痛作用强度仅为吗啡的1/10，在体内的代谢产物具有潜在**神经毒性**及**肾毒性**。此外，因哌替啶口服吸收利用率差，多采用肌内注射给药，肌内注射使患者注射局部产生硬结和新的疼痛感，不宜用于慢性癌痛的治疗。

254. 治疗癌痛除口服镇痛药外，还有哪些方法？

癌痛的原因多样，性质复杂，所以癌痛的综合治疗也显得很重要。目前，癌痛治疗中应用的方法很多，除口服镇痛药治疗外，还有放射治疗、化学治疗、放射性同位素治疗、神经阻滞、脊髓刺激、射频消融、中医中药辅助治疗及心理治疗等方法。

255. 癌痛患者在接受其他抗肿瘤治疗的同时可以使用镇痛药吗?

许多癌症患者在进行化疗、放疗、手术治疗或其他抗肿瘤治疗的过程中出现疼痛，这些患者通常会担心镇痛药会影响抗肿瘤治疗的效果而尽量忍受疼痛。目前的研究显示镇痛药对其他抗肿瘤药没有不良影响，良好的镇痛可以有助于患者顺利完成其他抗肿瘤治疗。

256. 心理治疗对癌痛患者有什么帮助?

癌痛的顽固和持续存在，使之比其他任何症状更易引起患者的心理和精神障碍、抑郁、焦虑等不良情绪，能明显地加重疼痛的感知和体验，所以在控制癌痛的同时引入心理和精神治疗越来越受到人们的关注。心理治疗是通过宣传教育，医生、患者、家属间的交流，让患者获得有关知识，采用转移注意力、放松训练、精神治疗等方法引导患者正确看待身体的感觉和现实，纠正错误认识，改善或重建对现实问题的看法和认识，改变身体对疼痛的反应，增强患者的治疗信心，对有效地控制癌痛起到很好地辅助作用。

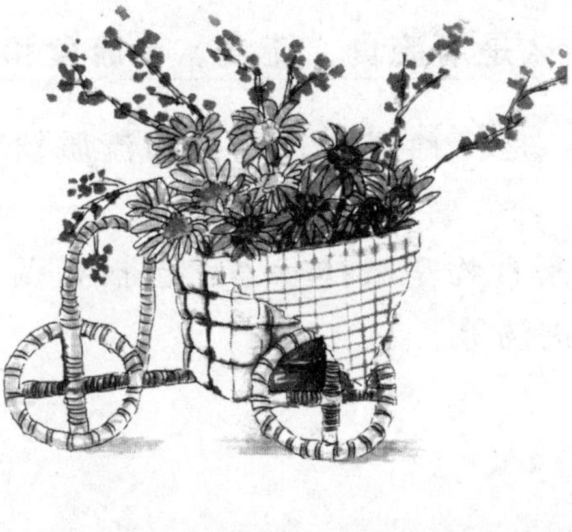

（六）营养

257. 常规膳食有哪些？

常规膳食包括普食、软食、半流食、流食等。

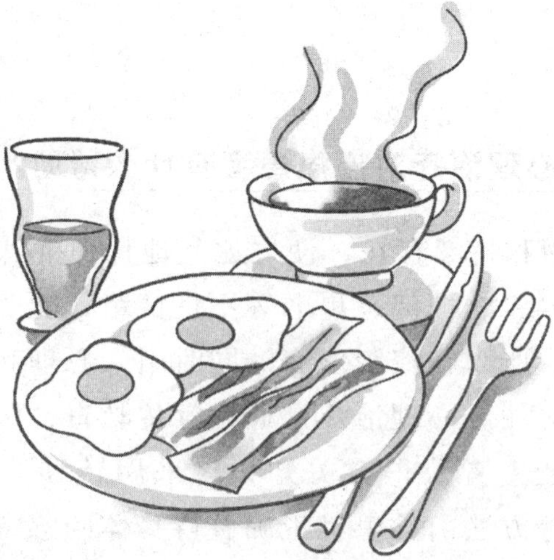

258. 什么是清流食、流食、半流食和软食？

清流质饮食：是一种限制较严格的流质饮食，包括水、米汤、果汁等。

流质饮食：是食物呈液体状态，包括有稠米汤、牛奶、菜汁、清鸡汤、清肉汤等。

半流质饮食：是一种半流质状态，纤维素含量少，容易咀嚼和消化，营养丰富的食物。有粥、面条、蒸鸡蛋羹、豆腐脑等。

软质饮食：是指那类质软、粗硬纤维含量少、容易咀嚼和消化的食物。包括软米饭、馒头、包子、面条和各种粥类。肉类应剁碎，菜应切细。蛋类可用炒、煮和蒸等方法。水果应去皮，香蕉、橘子、猕猴桃等均可食用。

259. 如何配制普食？

普食与常人平时所用膳食基本相同，每日三餐。主要适用于饮食不受限制，体温正常或接近正常，消化功能无障碍及恢复期患者。膳食原则应注意能量和营养素含量必须达到每日膳食供给量的标准。能量每日在2000~2200kcal，蛋白质供给为优质蛋白40%以上，普食食物品种应多样化。食物分配比例也应合理，通常早餐为25%~30%，中餐为30%~40%，晚餐为30%~40%。

260. 软食如何配制？

软食质软、易咀嚼，比普食更易消化。每日供应3餐或5餐（3餐外加2餐点心）。主要适用于消化吸收能力稍弱的患者，低热患者，老年人及幼儿，肛门、结直肠术后患者。能量供给每日在1800~2000kcal。食物中植物纤维和动物肌纤维须切碎煮烂。因食物中可能丧失维生素和矿物质，应额外补充菜汁、果汁等。

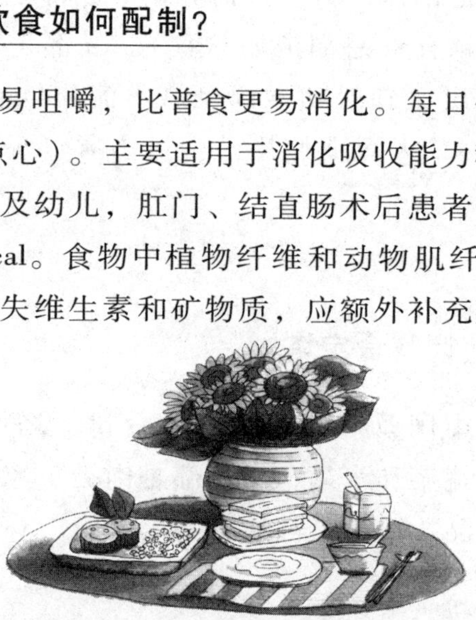

261. 半流质饮食如何配制？

半流质饮食较稀软、呈半流质状态，易于咀嚼和消化。介于软食和流质饮食之间。主要适用于发热患者、口腔、耳鼻咽喉和颈部手术后患者。全天能量供给为1500～1800kcal。应少食多餐，每餐间隔2～3小时，每天5～6餐。主食定量每日不超过300g。

262. 流质饮食如何配制？

流质饮食是极易消化、含渣很少、呈液体状态饮食。所供给能量、蛋白质及其他营养素均较缺乏，不宜长期使用。流食又分为流质饮食、浓流质饮食、清流质饮食、冷流质饮食和不胀气流质饮食。适用于高热、病情危重、术后宜进流食患者。食管肿瘤、胃肠肿瘤患者手术后宜进流质饮食，口腔、面部和颈部手术后因吞咽困难宜进浓流质饮食，需鼻饲。腹部手术和盆腔手术后宜进不胀气流质饮食（忌甜流质饮食）。喉部手术后宜进冷流质饮食，防止伤口出血和对咽喉部刺激。流质饮食每日供给能量800kcal，只能1～2天短期使用。少量多餐（6～7餐）。不含刺激食物及调味品。

263. 何谓膳食宝塔？

膳食宝塔是中国营养学会推荐的食谱。塔底由五谷杂粮组成，塔的中部是蔬菜和水果，塔上部是肉类、家禽、水产品、蛋类、豆类和奶制品，塔尖是高脂食物。

推荐每天标准为：油 25～30 克、盐 6 克；奶类及奶类制品 300 克；大豆类及坚果 30～50 克；畜禽肉类 50～75 克、鱼虾类 50～100 克、蛋类 25～50 克；蔬菜类 300～500 克、水果 200～400 克；谷类、薯类及杂豆 250～400 克；水 1200 毫升。

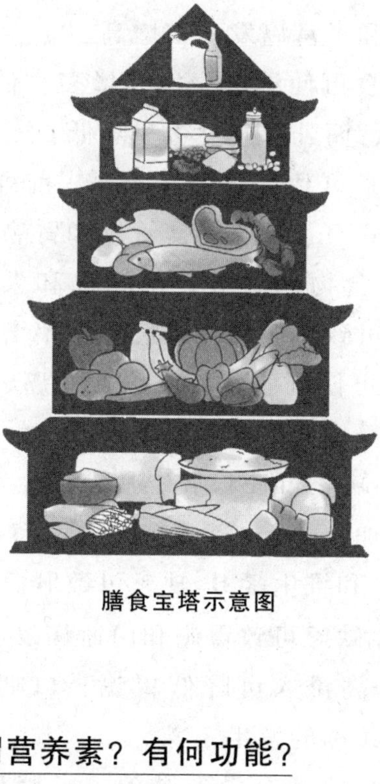

膳食宝塔示意图

264. 何谓营养素？有何功能？

营养素是用来满足机体的正常生长发育、新陈代谢和日常活动的需要的物质。包括蛋白质、脂类、碳水化合物、维生素、矿物质、膳食纤维和水。

营养的功能是为了满足人体需要的能量、构成人体组织和器官，维持正常生长发育、新陈代谢和各种生命活动。

265. 摄入营养素的高低与肿瘤的发生有关吗?

摄入营养素高或低都与肿瘤的发生有关，所以需要均衡的膳食。那么营养素的高或低都与哪些肿瘤的发生有关?

（1）高能量饮食可致肠癌、乳腺癌、肝癌、胆囊癌、胰腺癌、结肠癌、肾癌和子宫癌发生率增高。

（2）高蛋白饮食可使淋巴瘤发生增多。低蛋白饮食的肝癌、食管癌发病率增高，而乳腺癌发生率降低。

（3）高脂肪饮食可致乳腺癌、肠癌、前列腺癌发生率增高，低脂肪饮食使宫颈癌、子宫癌、食管癌和胃癌发生率增高。

（4）食用过少食物纤维可致结肠癌和大肠癌发生率增高，食用过多食物纤维可致胃癌和食管癌发生率增高。

（5）大量饮酒可使肝癌、口腔癌、喉癌、食管癌、乳腺癌、甲状腺癌、皮肤癌等癌症的发生率增高。

（6）维生素 A 缺乏可使口腔黏膜肿瘤、皮肤乳头状瘤、颌下腺癌发生机率增加。

（7）维生素 B_1 和维生素 B_2 缺乏可致肝癌发生率高。

（8）维生素 B_{12} 缺乏可致胃癌和白血病发生率增高。

（9）维生素 C 高摄入可降低胃癌、口咽部肿瘤、食管癌、肺癌、胰腺癌和宫颈癌的发生。

（10）维生素 E 缺乏会导致肺癌、乳腺癌和子宫颈癌发生增加。

（11）碘缺乏可致甲状腺和甲状旁腺癌发生增加。

（12）硒食入缺少可致乳腺癌、卵巢癌、结肠癌、直肠癌、前列腺癌、白血病、胃肠肿瘤和泌尿系统肿瘤发生机率高。

（13）高钙、高维生素 D 可使结直肠癌发生率降低。

（14）铁缺乏可致胃肠道肿瘤发生增加。

（15）锌食入缺乏可使肺癌、食管癌、胃癌、肝癌、膀胱癌和白血病发生机率增加。

266. 何谓膳食纤维，有何作用？

膳食纤维是指来源于植物的不被小肠中消化酶水解而直接进入大肠的多糖和极少量木质素类物质。又分为可溶性的膳食纤维（果胶、树胶和植物多糖等）和不可溶性膳食纤维（纤维素、木质素和半纤维素等）。膳食纤维来源于谷类纤维、燕麦纤维、番茄纤维、苹果纤维、魔芋葡聚糖纤维、抗性淀粉等。

可溶性膳食纤维可减缓葡萄糖在小肠吸收、降低血清胆固醇、延缓胃排空等的生理功能。

不可溶性膳食纤维可增加粪便的重量、刺激肠蠕动、减少粪便的平均通过时间的生理功能。

267. 哪些食物具有抗癌作用？

①谷类及杂粮：玉米、燕麦、米、小麦、黄豆。②蔬菜类：大蒜、洋葱、韭菜、芦笋、青葱、西兰花、甘蓝菜、芥菜、萝卜、番茄、马铃薯、辣椒、甜菜、胡萝卜、芹菜、荷兰芹。③水果类：柳橙、橘子、苹果、猕猴桃。④坚果：核桃、松子、开心果、芝麻。

268. 哪些食物中可能含有致癌因素？

目前了解的大约有50%癌症患者患病与饮食和营养因素有关，这些因素包括食品本身成分、污染物、添加剂以及食品烹饪加工不当所产生的致癌因素。与这些因素有关的食品：

（1）腌制的食品：比如腌肉、咸鱼、咸菜等，这些食物中含有较多的二甲基亚硝酸盐，在人体内可以转化为二甲基硝酸胺，这是一种致癌物质，可以引起食管癌、大肠癌等多种恶性肿瘤。

（2）烧烤食品：比如人们很喜欢的烤羊肉串、烤牛排等。这些食物中由于被烧烤时沾染了大量的碳燃烧物，而且这些食物中很多烧焦的成分，都含有较多的致癌物质。

（3）熏制食物：比如熏肉、熏鱼等，这些食物的制作过程类似烧烤过程，熏制使用的烟雾会将大量致癌物质附着于食物上。

（4）油炸食品：油炸食物时可产生致癌物；油炸食物时使用的油，如果多次高温使用也会产生致癌物质。

（5）霉变的食物：因为这些食物中含有一种叫做黄曲霉菌的毒素，这些黄曲霉毒素也是较强的致癌物质。

（6）重复烧开的水：有些家庭把蒸馒头的蒸锅水又拿来煮粥，还有些家庭把头天没有喝完的暖水瓶的水再次加热用来饮用。这些做法都不科学，因为反复烧开的水也会产生致癌物质。

269. 哪些蔬菜、水果具有抗癌防癌作用？

（1）大蒜中的大蒜素可抑制致癌物质亚硝胺在胃内的合成。还发现大蒜含有丰富的硒和锗，是预防肿瘤的重要成分。

（2）西红柿中含有番茄红素是一种抗氧化剂，可抑制某些可致癌物的氧化自由基，防止癌的发生。西红柿还含有谷胱甘肽，具有推迟细胞衰老，降低恶性肿瘤发病率的作用。

（3）木瓜的木瓜蛋白酶有多种功能，将其注射到肿瘤组织中有一定抑瘤作用。木瓜中所含的木瓜素可以调理脾胃，促进消化，对脾湿碍胃引起的消化不良及放化疗引起的消化道症状有一定治疗作用。

（4）包心菜含有较多的维生素 E，可以提高免疫功能，增强抗病能力。此外，其还含有多种分解亚硝胺的酶，可抑制致癌物亚硝胺的致突变作用。包心菜中含有微量元素钼，在清除致癌物的作用中钼元素是重要因素之一。包心菜属于十字花科植物，可以诱导芳烃羟化酶的活性，从而分解致癌物多环芳烃，可以降低胃癌、大肠癌的发生。此外，其还含有多种氨基酸以及胡萝卜素、维生素 C，对提高细胞免疫功能有作用，对肿瘤患者、年老体弱者及多数慢性病患者都很有好处，是欧美餐桌上“主菜”之一。

（5）山楂中提取的黄酮类化合物具有较强抗肿瘤作用，多酚类化合物有阻断致癌物黄曲霉毒素的致癌作用，从而防止实验性肝癌的形成。山楂有一定的补益作用，还可增强 T 淋巴细胞的免疫功能，延长**荷瘤小鼠**的生存时间。

（6）大枣含有丰富的环磷酸腺苷，以及含有丰富维生素，可促进造血、提高机体免疫力。

（7）甘蓝中含有吲哚、萝卜硫素、异硫氰酸盐等。萝卜硫素抗癌效力最强，异硫氰酸盐是一种具有阻断和抑制两种作用的物质。而且它们还可诱导解毒酶，并可抑制细胞向癌变发展。吲哚及其衍生物可对癌形成有抑制作用。

（8）红薯含有丰富的β-胡萝卜素，是一种有效的抗氧化剂，有助于清除体内的自由基，具有抗癌效应。另外红薯是高纤维素蔬菜，对防治大肠癌有显著功效。红薯还是理想的减肥食品，它含热量非常低，只是一般米饭的 1/3，因含有丰富的纤维素和果胶可以阻止糖转化为脂肪的特殊功能。

（9）南瓜中含有一种可分解致癌物亚硝胺的发酵素，可以消除亚硝胺致癌作用，减少消化系统癌症发生。

（10）无花果中活性成分能抑制癌细胞的蛋白质合成，使癌细胞失去营养而死亡。具有抗癌、防癌、增强人体免疫功能的作用。

（11）酸梅有增强白细胞的吞噬能力，提高机体免疫功能，有一定的抗肿瘤作用。

（12）苹果有很强的抗氧化能力，防止自由基对细胞的损伤，具有防癌作用。

（13）茄子是癌症的“克星”。它有防止癌细胞形成作用。茄子中提取龙葵素可治疗胃癌、唇癌、子宫颈癌等。

（14）芦笋含有特别丰富的组织蛋白，可以防止癌细胞扩散和抑制癌细胞生长。

（15）芹菜含有丰富的抗氧化剂，且颜色越深，抗癌效果越强。芹菜还有降血压作用。芹菜含有大量纤维素，可预防大肠癌。

（16）菠菜含有β-胡萝卜素和叶绿素，他们多具有抗氧化作用，可预防癌症发生。

270. 如何选择富含维生素的食物?

对于癌症预防或保健，推荐多吃新鲜蔬菜和水果。蔬菜水果中不但含有丰富的抗氧化剂，如类胡萝卜素、维生素C、维生素E等，还含有植物化学物质，包括萜类化合物、有机硫化合物、类黄酮、植物多糖等。这些植物化学物质具有抗氧化、调节免疫力、抑制肿瘤等作用。有充分证据表明蔬菜和水果能降低口腔、咽、食管、肺、胃、结直肠等癌症的发病风险。

常见维生素、微量元素、宏量元素含量丰富的食物见下表：

常见维生素、微量元素、宏量元素含量丰富的食物

维生素	食物来源
维生素C	鲜枣、柑橘类、刺梨、木瓜、草莓、芒果、西兰花
维生素A	动物肝脏、甘薯、胡萝卜、菠菜、芒果
维生素B_1	猪里脊肉、绿茶、糙米、花斑豆、烤土豆
维生素B_2	玉米、紫米、黑米、大麦、菠菜、鸡肉、鲑鱼
维生素B_3	鸡肉、金枪鱼、牛肉、花生
维生素B_{12}	牡蛎、蟹、牛肉、鲑鱼、鸡蛋
叶酸	菠菜、橘子、莴苣、生菜
维生素D	蛋黄、动物肝脏、鱼类、强化牛乳
维生素E	坚果类、植物油类、鹅蛋黄、木瓜
铁	猪肝、鸡肝、牡蛎、牛肉、什锦豆类
硒	坚果、猪肾、金枪鱼、牛肉、鳕鱼
锌	牡蛎、小麦胚粉、山核桃
钙	酸奶、奶酪、牛奶、沙丁鱼、豆干、黑芝麻
钾	香蕉、黑加仑、龙眼、小麦胚粉、豆类、干银耳、紫菜

271. 是否应该相信某些宣传中讲的抗肿瘤饮食？

广告常常宣传某些特殊食品或“抗肿瘤食品”对身体非常有益。它们无法替代健康的平衡膳食在维持身体健康中发挥的作用。世界卫生组织建议每天至少应该摄入400克水果和蔬菜，预防癌症和其他慢性疾病。

272. 补品有抗肿瘤作用吗?

肿瘤患者及家属都希望通过补品增加抗肿瘤作用，以下一些补品与抗肿瘤作用有关：

（1）冬虫夏草的主要成分是蛋白质，含有丰富的游离氨基酸、多糖、微量元素、维生素 B_{12}、冬虫夏草素等。虫草具有良好的免疫调节功能，对骨髓造血功能及血小板的生成有促进作用，这对减轻放化疗的毒副反应是有好处的。

（2）香菇中提取的香菇多糖可提高免疫功能，促进白细胞介素-2和肿瘤坏死因子的生成，提高体内超氧化物歧化酶活性，这些作用对保肝降脂、延缓衰老有益。香菇中含有一种“β-葡萄糖苷酶”，这种物质可促进机体的抗癌作用，因此有人把香菇说成防癌食品。

（3）灵芝中含有丰富的有机锗，对预防肿瘤有作用，也是良好的免疫增强剂。放化疗的肿瘤患者服用灵芝，可以增强骨髓细胞蛋白质及核酸的合成，保护骨髓功能，减少化疗药物及射线对骨髓的损害，从而提高细胞免疫功能及外周血中白细胞的数量。

（4）人参中含有人参皂苷、人参多糖及多种氨基酸、多肽等，可明显提高细胞免疫功能，调节机体免疫失衡状态。肿瘤患者食用人参有三大益处：一是人参皂苷、人参多糖、人参烯醇类及人参挥发油的抑瘤作用；二是人参三醇及人参二醇对 X 线照射引起的损伤及**骨髓抑制**有一定的缓解作用；三是人参对增强体质及中晚期肿瘤患者的扶正支持作用，对维护和提高其生活质量是有益的。

（5）枸杞子提取物可促进细胞免疫功能，增强淋巴细胞增殖及肿瘤坏死因子的生成，对白细胞介素-2 也有双向调节作用。

（6）银耳具有提高机体免疫功能的效果，肿瘤患者外周血 T

淋巴细胞减少，活性降低，多吃银耳会提高免疫细胞的功能。

（7）海参提取物刺参酸性黏多糖注射入小鼠腹腔，对小鼠接种的肉瘤、黑色素瘤、乳腺癌等瘤株有抑制作用。对放射性损伤的小鼠骨髓有保护作用，促进造血功能，表现为骨髓有核细胞增多，脾脏重量上升。

（8）鳖甲可以提高细胞免疫功能，抑制肿瘤。

273. 饮酒与肿瘤有关系吗？

饮酒能增加口腔癌、喉癌、食管癌、乳腺癌、大肠癌、肾癌、肝癌的发生。研究表明，在死于肿瘤的男性患者中有6.7%、女性患者中有0.4%与饮酒有关。饮酒量越大，出现癌症的风险越大。重度饮酒会导致肝硬化，从而导致肝癌的发生。

274. 多大酒量对于预防癌症来讲属于安全量？

为了预防癌症的发生，据估计男性每天最多只能饮用70～100ml 40度白酒（250～350ml 12度红酒），女性最多只能饮用50ml 40度白酒（约175ml 12度红酒）。从癌症预防的角度来说应尽量避免饮酒。

275. 癌症预防或癌症患者应如何注意饮食营养？

大量研究证明，饮食与癌症密切相关。健康的饮食在一定程度上可以预防疾病的发生，包括癌症。那么对于癌症预防和患癌后如何营养，建议丰富饮食，而不是迷信某一种或几种食物，那反而会出现营养素的缺乏。

饮食原则为：五谷杂粮，肉蛋奶菜，花样丰富，均衡膳食。具体参照中国营养学会推荐的膳食指南：①食物多样，谷类为主，粗细搭配；②多吃蔬菜、水果和薯类；③每天吃奶类、大豆或其制品；④常吃适量的鱼、禽、蛋和瘦肉；⑤减少烹调油，吃清淡少盐膳食。

276. 营养支持有什么作用?

营养支持是综合治疗不可缺少的重要组成部分。营养支持分为膳食强化和肠内、肠外营养。根据疾病的病理生理特点，给患者制订各种营养支持方式，以达到辅助治疗和辅助诊断的目的。以增强机体抵抗力，促进组织恢复，改善代谢功能，纠正营养缺乏。

277. 常用的滋补食物有哪些?

食疗所用的食物以平性居多，温热性次之，寒凉性食物最少。常用的平性食物有赤小豆、黑豆、木耳、百合、莲子、菜花、土豆、鲤鱼、山药、桃子、四季豆等；温热类食物有牛肉、羊肉、鸡肉、虾肉、蛇肉、黄豆、蚕豆、葱、姜、蒜、韭菜、香菜、胡椒、红糖、羊乳等；凉性食物有猪肉、鳖肉、鸭肉、鹅肉、菠菜、白菜、芹菜、竹笋、黄瓜、苦瓜、冬瓜、茄子、西瓜、梨、柿子、绿豆、蜂蜜、小米等。药粥是食疗的重要方法之一，简便易行，效果卓著。常选用粳米或糯米为原料，二者具有健脾益气、滋补后天的作用，常常与山药、龙眼、大枣、莲子、薏米等可食用的中药同煮成粥，不仅增加补养脾胃的功效，而且能够增添药粥的色、形、味。气虚者，可以选用党参、黄芪、茯苓、薏米、大枣、莲子等药物；阴虚者，可以选择太子参、石斛、枸杞、百合、粳米、荸荠等药物；胃热者可以选用竹叶、生地、粳米、麦冬、白茅根等药物。

278. 肠外营养输注方式有哪些？

肠外营养是经静脉输注给予人体需要的营养物质。分为经外周静脉的肠外营养途径、经中心静脉的肠外营养途径、经中心静脉置管皮下埋置导管输液等三种途径。

营养的输注可分为周围静脉置管与中心静脉置管两种途径。中心静脉置管又分为经外周穿刺置入中心静脉导管、直接经皮穿刺中心静脉置管、隧道式中心静脉置管三种方式。

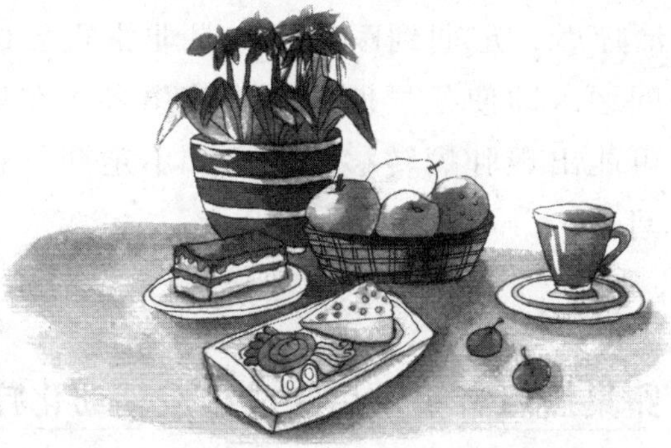

四、复查与预后篇

279. 卵巢癌患者治疗后还会复发吗？

卵巢癌在接受手术及化疗后还会有相当一部分患者会复发，所以卵巢癌患者在化疗结束后一定要定期复查，以便早期发现复发，及时治疗。

280. 卵巢癌患者治疗完成后是否应该定期到医院进行检查？

在卵巢癌治疗后，定期到医院检查是非常重要的，以便于早期、及时发现问题。即使是早期的卵巢癌患者，在得到充分规范治疗后，仍有可能出现肿瘤转移复发，如不定期复查，则可能错过最佳治疗时间。

281. 卵巢癌患者手术后完成相应辅助化疗后，应该多长时间复查一次？

卵巢癌患者手术后，前 2 年内：每 2～4 个月复诊一次；接下来 3 年内：3～6 个月复诊一次；5 年后：至少每年一次，有条件者可每年复诊 2～3 次。如有异常症状或体征，如腹胀、咳嗽等要随时就诊。

282. 复查时应检查什么内容?

复查的基本检查内容包括：病史、体格检查（包括妇科盆腔检查）、影像学检查（B超、CT/MRI、X线胸片等）、肿瘤标志物，具体检查内容由临床医生根据患者病情选择，根据病情需要有时需行特殊检查。

283. 激素替代治疗是否会导致卵巢癌复发?

一般认为激素替代治疗会导致乳腺癌与子宫内膜癌的发生风险增加，是否会导致卵巢癌复发目前尚没有明确定论。当出现严重绝经期症状需要激素替代治疗时，应就诊专科，由专科医生权衡利弊，指导治疗。

284. 卵巢恶性生殖细胞肿瘤能被治愈吗?

近20年来，随着铂类为基础的联合化疗方案的应用，卵巢恶性生殖细胞肿瘤患者只要接受正规治疗，80%~95%的患者有可能治愈。

285. 卵巢恶性生殖细胞肿瘤患者治疗后能生育吗?

卵巢生殖细胞肿瘤患者绝大部分可保留生育功能，因此治疗不影响患者的生活，对希望生育的患者来说几乎都可以成功生育。

286. 随诊中如果病情平稳没有出现肿瘤复发迹象时，需要服用药物吗？

如果没有肿瘤复发迹象，一般不需要特殊服药。可以考虑进行中药调理、提高免疫力治疗，但其是否能够降低复发、改善预后目前没有定论。有些抗癌中成药可抑制骨髓功能，应监测血常规。

287. 随诊时出现仅肿瘤指标升高超出正常范围，而无相应症状体征，且体格检查和影像学并未发现肿瘤复发迹象时该怎么办？

仅肿瘤指标升高超出正常范围，而无相应症状体征且体格检查和影像学检查并未发现肿瘤复发迹象时，从肿瘤指标升高至出现临床可以发现的肿瘤复发，可间隔 1~9 个月不等。目前对于这个时期的治疗有多种选择：观察直至临床出现症状、激素类药物治疗（如他莫西芬）或化疗。主要仍需由临床医生根据患者病情进行选择，患者亦可参加临床试验。

288. 定期复查中，肿瘤指标较前次升高，但仍处于正常范围，是否需要处理？

肿瘤指标在正常范围内波动属于正常现象，因为肿瘤指标除了可以反映体内肿瘤的情况，它的数值还受其他因素影响，例如 CA125 在存在炎症或感染时会有一定程度升高。如果查体及其他影像学检查均未发现肿瘤复发，则不需要处理，可继续观察。

289. 当出现什么症状体征时可能提示肿瘤复发?

卵巢癌患者当出现盆腔疼痛、腹痛、腹胀、肠梗阻、消瘦、咳嗽、新生肿块、腹水，或阴道流水、流血；大小便改变等，可能提示肿瘤复发，应及时就诊。

290. 卵巢癌的预后怎样?

卵巢恶性肿瘤的**预后**与临床分期、病理分级、肿瘤的类别及处理方法有关，期别越晚**预后**越差，分化程度越差（如低分化）治疗效果也越差。

卵巢上皮癌Ⅰ期5年生存率为70%~90%，Ⅱ期40%~70%，Ⅲ期30%~40%，Ⅳ期20%左右。若发现得早，治疗及时，当肿瘤仅局限在卵巢而没有扩散时（Ⅰ期），且分化较好，有完全治愈的可能。

对于卵巢恶性生殖细胞肿瘤，只要采取规范性治疗，包括手术切除肿瘤、手术病理分期、术后规范化疗，**预后**一般很好，5年生存率能达到80%以上。

恶性卵巢性索间质肿瘤Ⅰ期5年生存率可达90%以上，Ⅱ期为60%~80%，Ⅲ期为20%~40%，Ⅳ期的5年生存率一般在20%以下。

卵巢交界性肿瘤恶性程度低，因此总体**预后**好。对于Ⅰ期患者，5年总体生存率可达98%；而对于Ⅱ期以上患者，5年总体生存率亦可达86%~92%。因此，卵巢交界性肿瘤的患者生存情况还是相当乐观的。

不论何种类型的卵巢恶性肿瘤，只要患者情绪乐观，积极配合治疗，就有可能创造奇迹。在我们诊治的患者中，也有晚期患者长期生存的例子。

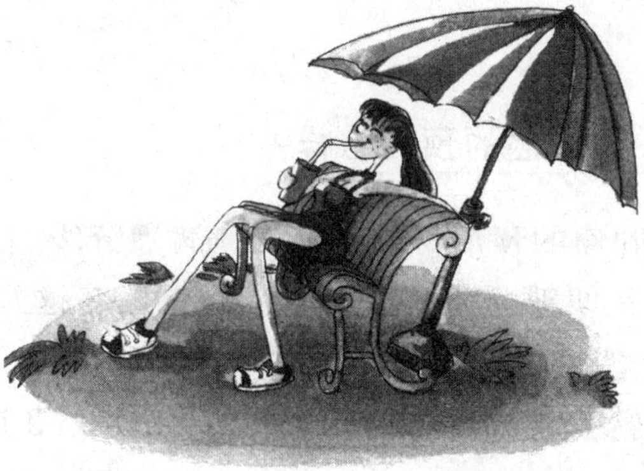

五、心理调节篇

291. 怎样正确面对得了恶性肿瘤的事实?

在我国，肿瘤发病率越来越高，已逐渐超越了心脑血管疾病的发病率，所以，得了肿瘤并不奇怪。与此同时，随着科学技术的不断发展和人们对肿瘤知识的不断普及，肿瘤的控制率得到了很大的提高。虽然肿瘤对人的身体危害极大，但只要及时进行科学合理的治疗，很多患者都可以达到长期生存或治愈的目的。美国国家癌症研究所的统计显示，目前恶性肿瘤的总体5年控制率已达60%，尽管有些肿瘤的控制率仍很低，但相当多的肿瘤治疗效果都有了很大提高，这是医学发展对人类的巨大贡献。一旦确诊恶性肿瘤后，患者和家属一定要镇静，千万不要惊慌失措，全家人安静地坐下来商讨一下，共同寻找正确的解决方案。如：选择就医的医院、家属如何协助、手头事情的安排、治疗时间的保障、付费方式的选择等。紧张、焦虑、绝望、胡思乱想、盲目乱投医只会耽误合理有效的治疗时机，加重患者的病情。罹患恶性肿瘤后，首次就医最好选择市级肿瘤专科医院和三级综合医院的肿瘤科，在短时间内获得科学、合理的治疗方案及预期疗效。

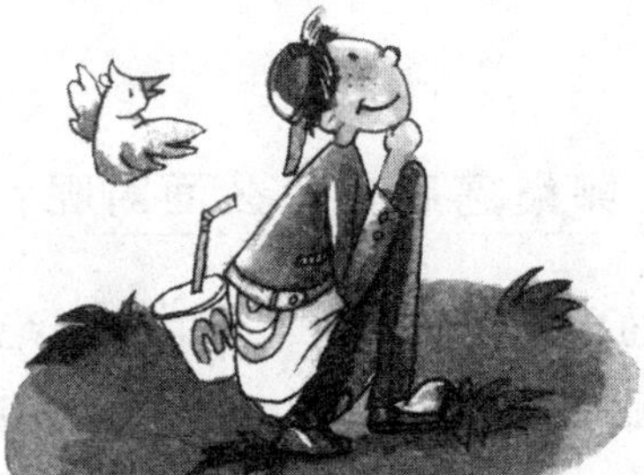

292. 是否应该告诉恶性肿瘤患者病情？知道病情后患者情绪通常有哪些变化？

大多数患者得知病情后一般会经历否认期—绝望期—接受期等情绪变化的过程。当得知病情后首先进入否认期，表现为震惊、麻木、否认，对危机表现为一定的情感距离，而不是深陷痛苦之中。但数天之后进入绝望期，表现为明显的痛苦、焦虑、忧郁甚至愤怒。但随着时间的推移患者会逐渐进入接受期，表现出对疾病的适应性，特别是随着治疗的开始，在其他人的帮助下，很快能与医护人员很好配合治疗，焦虑、抑郁程度明显减轻。不知道自己病情的患者在忍受疾病的打击和接受治疗感到痛苦时，如果得不到周围环境正确的引导和帮助，随着病情的进展，很难走出绝望期，会表现出明显的消极应对行为，焦虑、抑郁程度不断加重，对未来充满迷惑与绝望，甚至可能采取一些悲观绝望的应对方式。

所以，尽管患者知情后会有一些负面心理活动，但在正确引导下会很快度过这段心理活动期，转而积极应对疾病。通过告诉患者癌症是可以治疗的，帮助其正确认识疾病，了解当前的医疗水平和发展趋势，积极开导患者，提供患者之间交流机会……，这些都会消除患者的不确定感，从而促进适应性反应，可使其焦虑、抑郁的程度明显减轻。而对患者隐瞒病情的消极方式会使病情随着时间而逐渐加重，不利于患者的治疗。

293. 得了卵巢癌后，怎么面对呢？

罹患癌症患者通常会出现沮丧、抑郁、绝望等情绪，这是普遍的现象。对于患卵巢癌者更是如此，有的患者因长期治疗，无法承担做母亲、妻子、女儿等角色应尽的职责，对家人有很深的内疚感。部分年轻患者因双侧卵巢切除术后激素水平骤降，更年期症状明显，术后阴道干涩或体质虚弱影响了夫妻生活，使她们感到愧疚。且因术前、术后化疗住院次数的增多，亲朋好友探望时间逐渐减少。患者往往认为只有自己在受苦，感到孤独无助。其实，焦虑、恐惧、绝望、孤独情绪对身心健康非常不利，自觉调整好心态对于治疗非常重要。

家属是卵巢癌患者力量的源泉和强大的精神支柱，家属应多陪伴、体贴照顾患者，让她们消除内心的孤独、恐惧心理，意识到自己在家庭中的重要性，从而挖掘自身潜力，抵御疾病。可以参与癌症康复联谊会，认识更多和自己有类似疾病的病友，不但可以减轻孤独的感觉，更可能让大家相互鼓励，共同面对疾病，取得意想不到的效果。

294. 得了恶性肿瘤怎么办？

如果确诊为恶性肿瘤，应该尽早去治疗肿瘤经验多的医院就诊，听取专家的建议，而不是道听途说，轻信小广告和偏方。

不同类型、处于不同阶段的肿瘤，都有不同的规范化的治疗方案。如果早期治疗，可以达到很好的疗效，甚至可以治愈。对于晚期的患者，也同样应该接受规范化的治疗，不仅可以延长生命，还可以达到提高生活质量的目的。盲目的听取广告或是小道消息是不可取的，有可能延误病情，并对之后的治疗带来障碍。比如说，有些治疗肿瘤的偏方含有少量的化疗药物，服用后对肿瘤细胞作用较弱，但可以诱导细胞出现抗药性，对之后的化疗产生不利的影响；而且可能出现化疗的并发症，如**骨髓抑制**、白细胞下降等，可能延误手术、放疗和化疗的按时进行。

295. 如何保持积极、乐观的心态？

即使内心很坚强的人，在面对突如其来的疾病时，都不可避免的会出现心理的波动，无论是在确诊疾病时的怀疑与恐惧，还是在治疗和康复中的困惑与无助，这些都是正常的心理过程。但不良情绪的郁结不散，会严重影响身体的康复。因此，我们需要有意识地进行自我心理调节，来改善内心的痛苦。适当地进行自我宣泄，患者可以向家人、朋友、医护人员诉说，大家都会理解，共同帮助分担。而不应该将不良情绪埋在心底，独自忍受。患者要坚定战胜疾病的信念，并且不断暗示自己与其他人一样是个“健康人”，进行自我鼓励；通过深呼吸、冥想、听舒缓音乐等方式来放松自我的心情，感受宁静与平和；在身体情况允许的情况下，选择自己喜欢的文体娱乐活动，如太极、瑜伽、跳舞、读书、旅游等，适度的锻炼是缓解心情的好方法，往往会收到意想不到的效果。以“过好每一天”的态度来应对疾病，努力让自己活在当下，既不后悔昨日，也不预测明天，坚强、愉悦的过好每一天。积极、乐观、向上的心态，将是战胜病魔最有力的武器！肿瘤恶性程度很高而最后治愈的例子不计其数。

296. 患者如何能尽快回归家庭、回归社会？

在经过一段时间的治疗后，疾病或是治愈、或是进入到一个稳定的状态，患者就会面临下一个问题，即如何将“患者”这个角色顺利转变回“爱人”、“父/母”、“子/女”、“同事”等角色。患者可能会闷在家里怕见人，也怕跟人聊有关疾病的话题，别人太关心会觉得是可怜，不关心又会认为别人冷漠。而这种固守自封的状态会让患者越发孤独，甚至还会增加恐惧感，这对康复是大大不利的。患者应该试着去敞开心扉，首先从与伴侣、亲人、朋友倾谈开始，对亲朋好友说出心中的希望与恐惧，这种沟通能够获得理解与支持，回归到家庭爱的怀抱中。接下来，患者应该主动走进社会，可以参加一些团体活动，如病友俱乐部、兴趣爱好俱乐部等，抗癌明星的榜样作用、与病友间的沟通与交流、丰富的文体活动等，这些社会支持都会减少孤独与恐惧感。再加上善于进行自我心理调节，患者就可以逐步回归到正常的生活中去，并且拥有积极、向上、乐观的生活态度。

297. 如何能以平常心面对复查？

有的患者出院后不愿到医院接受复查，大有“我与癌症一刀两断”的感觉，而这其实是一种逃避心理，害怕疾病的复发与转移，不愿、不想、也不敢去面对，只是一味地躲避。但是不到医院复查，一旦身体出现问题就会错过最佳的治疗时期，失去挽救生命的机会，那将追悔莫及。因此应勇于面对疾病，认识到复查也是今后身体康复必须经过的一个阶段，既然治疗已经有了好的效果，就要善始善终，将复查进行到底。

而复查前后的心理波动，又是很多患者面临的另一大难题。有的患者每当要去医院复查前都会万分紧张与焦虑，害怕真的复发了，那种恐惧与不安再次萦绕心头、挥之不去，直至复查结果显示一切正常。那么，除了进行自我心理调节外，患者还可以尝试来放空自己，什么都不想，只是尽自己最大的努力做好当前的事，这样可以在复查前后获得一些内心的平静。如果这些方法都不能缓解患者的紧张、焦虑、甚至是失眠等症状时，应当到正规的心理门诊就诊。

298. 肿瘤复发了怎么办?

恶性肿瘤（癌症）是一种慢性疾病，复发的原因有很多，除了肿瘤本身的原因，患者可以控制和调整的是自己的心态和情绪。逃避、恐惧只能是暂时的，没有任何帮助。在发现肿瘤复发、转移时，悲观、失望等负面的情绪反而会对疾病的**预后**十分不利，吃不好、睡不着，精神状态不好，身体状况差，抵抗力下降，都会导致恶性循环。复发、转移不等于死亡，采取积极的态度，把有限的精力集中在积极解决现有的问题上，继续与肿瘤作斗争，往往会得到意想不到的效果。

（1）建立良好的医患关系，相互信任、相互尊重可以增强医患共同抗癌的信心。信任医生可以为患者制订最佳的治疗方案，随着新药、新的治疗方法的出现，仍然有部分复发转移的患者是可以治愈的，积极配合医生的治疗，战胜癌症更需要坚持不懈的毅力。

（2）家人、朋友对患者生活、情感上的帮助、支持很重要。生活上，可以帮患者护理、做家务等，提供无微不至的照顾。在门诊看病时，家属可以帮助排队挂号、预约检查。住院期间，负责患者的衣食住行，办理住院、出院手续，与医务人员沟通，协助患者做一些决定，比如对一些检查、治疗方案难以做选择时，家属、朋友是最好的参谋。情感上，家属、朋友可以帮患者分忧解愁，为患者打气，给其鼓励，树立信心，与患者共度难关。患者内心的担忧、疑虑可以向家人、朋友诉说。

（3）如果患者心情持续不好，心理压力大，要及时向心理医生寻求帮助。很多人都认为看心理医生就是得了精神病，顾虑重重，其实，心理医生可以为患者打开心结，消除或减轻负面情绪，释放心理压力，有助于提高治疗效果。

（4）转移注意力，做力所能及的事。知道复发或是转移后，患者之前建立的信心可能会被摧垮。这个时候要尽快调整，重新建立目标，重新燃起斗志。切忌独自在家冥思苦想的琢磨，有些患者选择出去旅游、在家里做家务、把自己的抗癌心路记录下来等等。

（5）养成良好的生活习惯：适当锻炼、合理饮食、作息规律。保持良好的身心状态，为新的治疗做准备。

299. 如何应对失眠？

由于患肿瘤后的心理负担、经济压力、疾病的症状、睡眠习惯的改变、治疗的副作用，或者住院后环境改变等因素，常导致失眠。失眠发生后，又常常导致体力、精力消耗，心理痛苦加剧，降低生活质量，影响患者对放化疗的配合。目前对于失眠治疗存在着一些误解，患者、家属往往过度关注药物的副作用，夸大了睡眠药物的依赖性，从而对失眠关注不足。针对不同失眠情况，应采取不同的措施。

（1）做好睡觉前的工作：睡觉前的准备应因人而异，对于疼痛的患者给予镇痛剂，恶心、呕吐患者给予止吐药，对睡前有特殊嗜好的，如喝牛奶、喝饮料应给予满足，有条件者可以做身体按摩。

（2）住院患者很常见的失眠情况是睡倒了，就是白天输液时睡觉，晚上睡不着，这种情况下首先要建立健康的睡眠习惯。

（3）**一过性失眠**（不是一贯失眠）的患者，一旦导致失眠的原因消除，症状即可缓减或消失，这种情况下不需要用药物治疗；或者在医生的指导下服用小剂量快速排泄的安眠药一两天。

（4）短期失眠的患者可通过心理治疗，解除紧张因素，改进适应能力，避免白天小睡，不饮用含咖啡因的饮料，睡前散步或饮用适量的温牛奶等对改善睡眠都有帮助。也可以在医生的指导下短期服用安眠药物。

（5）慢性失眠的患者，应咨询相关的专家，需要经过专门的神经、精神和心理等方面的评估、调整。

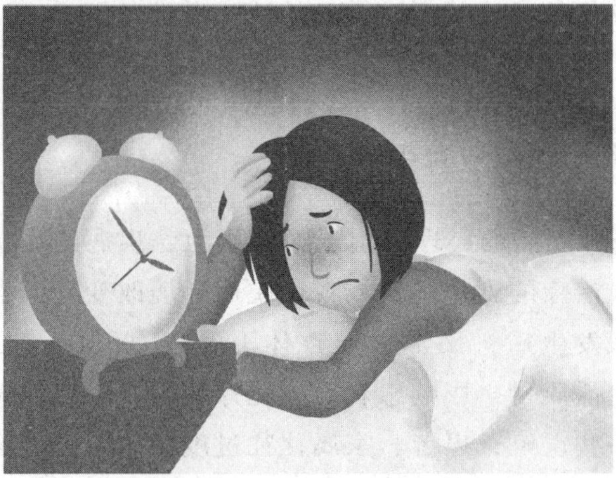

300. 患者怎么克服对死亡的恐惧？

其实，癌症不过是一种慢性病，只是程度较为重些罢了。带癌生存数年、数十年的人也有，康复痊愈的不在少数。癌症的治愈，除了医生和药物外，更主要的是要靠自身的抵抗力、免疫力和自愈力。如果一听是癌症就忧心忡忡，恐惧死亡，反而会影响自身的免疫力，甚至加重病情。如果安然处之，放下心来，保持精神生命和自然生命良性互动，病情反而会减轻，康复和治愈的可能性会更大。首先自己要有希望，才会真的有希望。

退一万步说，人生自古谁无死？一位哲学家说得好：每个人都是“不按自己的意愿而生，又违背自己的意愿而死”。生命有始有终，有出生，就有死亡，生命的周期不可逾越，每个人都要走完自己的人生。生命的最后一程怎么走完，往往也是身不由己。不如我们顺其自然，放松下来。有一位患者，她得知自己患了癌症之后还活跃在大学的讲坛上。她战胜了自己，坦然面对，在课堂上向她的学生告别，发表了一篇“变暗淡为辉煌”的留世之作，人人敬仰。还有一位患者，几次病危，几次住进重病监护室。朋友们干脆就在这个时候把挽联和悼词先念给他听。活着的时候就看见自己的“盖棺定论”，也是人生一件幸事。而且，生命达到了一种超然自逸的境界，这是生命的一种智慧。是的，生命的最后一程，既然人人不可避免，又为什么要恐惧呢？何不走得平和点儿？何不走得潇洒些？何不走得有尊严呢？

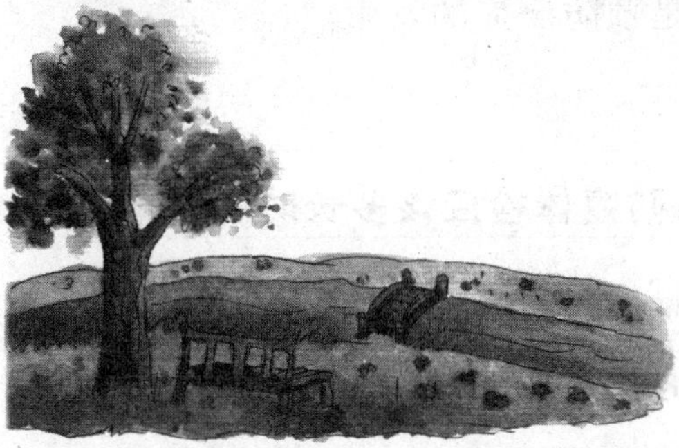

六、预防篇

301. 癌症可以预防吗?

很多人认为癌症纯粹是由于基因、运气不好或者命运所致。但是，科学研究告诉我们癌症其实是基因、环境和生活方式综合作用于人体的结果，其中很大一部分癌症可以通过预防进行控制。估计约 1/3 的癌症可以通过改变我们的生活方式进行预防。虽然医学的进步有助于更好地治疗癌症患者，但是多数患者目前还不能完全治愈，只能改善生存质量和控制病情，因此控制癌症最有效的方式是预防癌症的发生。

302. 防癌体检应该多长时间做一次?

在没有任何不适的情况下，体检通常应该每年 1 次。如果在两次检查之间有任何身体不适，都应及时就医。

303. 哪些生活方式有助于预防癌症呢?

癌症可以通过改变生活方式进行有效预防，即俗话说的“管住自己的嘴和迈开自己的腿”，具体说来包括戒烟限酒、平衡膳食、适当锻炼、维持正常体重、预防感染、避免和减少**职业危险暴露**。

304. 为什么多数癌症容易在老年人中发生？

约60%癌症会在65岁以后出现，约有70%的癌症患者死亡会发生在老年人群。目前认为存在以下几方面的原因导致癌症容易在老年人中发生：①在机体内癌变过程需要若干年才能完成；②部分细胞、组织在老化时才会对部分致癌物质更加敏感；③机体免疫系统清除恶化细胞组织的能力随着年龄的增加而减弱；④癌症的发生总伴随着DNA遗传物质的出错，老化细胞修复出错DNA遗传物质的能力随着年龄的增加而减弱。

305. 为什么常出现家庭多名成员患上癌症？

多个家庭成员出现癌症可能有几方面的原因：①可能仅仅是一个巧合；②可能是因为家庭成员生活在相似的环境或者有相似的生活习惯，比如均喜欢抽烟和酗酒；③可能家庭成员遗传因素所致。需要注意的是，仅有5%以下的癌症患者因父方或母方缺陷基因遗传所致，而绝大多数癌症患者与遗传因素无关。缺陷基因仅会增加癌症的风险，其存在并不意味着一定会出现癌症。

306. 如果多名家庭成员出现癌症，应该需要注意什么？

当多名家庭成员出现癌症时，应注意他们出现癌症的年龄以及癌症类型。在自己出现疾病症状和不适就诊时应告知医生这些信息，这有助于医生判断是否需要进行特殊检查确定自己是否存在癌症。同时，应该定期进行体检，确定身体是否存在异常。

307. 吸烟与癌症有什么关系呢?

吸烟和癌症的关系非常明确。吸烟能增加肺癌、肝癌、口腔癌、胃癌、鼻咽癌、膀胱癌、宫颈癌、乳腺癌、肾癌等多种癌症的发病风险，其中80%的肺癌由吸烟所致。我国男性吸烟率估计达64%，女性吸烟率达6%，而女性被动吸烟率高达48%。32.7%的男性癌症患者死亡是由吸烟所致，而5%的女性癌症患者死亡是由吸烟所致。因此，戒烟有助于降低自己和身边亲人发生癌症的风险。

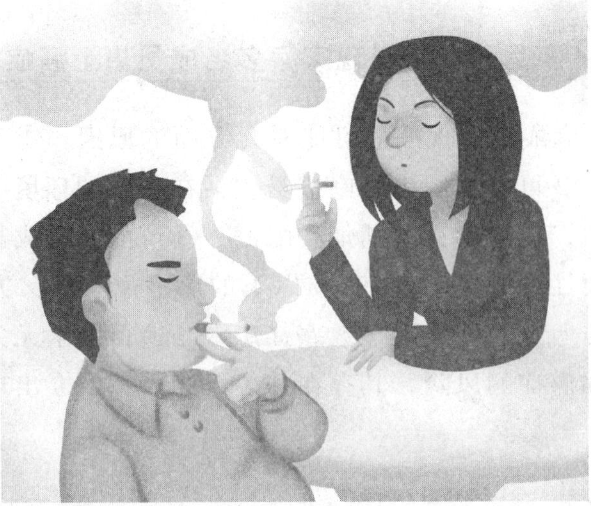

308. 为什么有些人吸烟却并没有得癌症?

我们身边可能不难发现某些人一生吸烟却没有出现癌症，同时某些从未吸烟的人却患上了肿瘤。虽然研究已经确认吸烟会导致癌症，但这并不表明所有吸烟的人一定会患癌症，或者说所有不吸烟的人一定不会患癌症。吸烟只是会增加患癌症的风险。吸烟的人与不吸烟的人相比其出现癌症的可能性更高。这就像马路上超速行驶容易出现交通事故一样，并非超速行驶就必然会出现交通事故，也并非低速就一定不出现交通事故，这还取决于其他因素的作用。事实上近一半的吸烟者最终会死于癌症或其他与吸烟相关的疾病。约有 1/4 的吸烟者会在 35~69 岁之间死亡。

309. 感染会导致癌症吗?

研究证实大约 1/5 的癌症是由感染引起。目前确定与癌症相关的感染因素包括人乳头瘤病毒、乙肝病毒、丙肝病毒、幽门螺杆菌、EB 病毒。其中人乳头瘤病毒与宫颈癌/口腔癌以及肛门生殖道癌症、乙肝病毒和丙肝病毒与肝癌、幽门螺杆菌与胃癌、EB 病毒与鼻咽癌存在关系。31.7%死于癌症的男性患者与感染因素有关，25.3%死于癌症的女性患者与感染因素有关。

310. 饮食与癌症的发生有关系吗?

饮食会影响大肠癌、胃癌、口腔癌、肾癌、食管癌和乳腺癌的风险。我国研究发现 13%死于癌症的患者水果摄入不足，还有 3.6%蔬菜摄入不足。高摄入动物脂肪、动物蛋白和低纤维饮食是患大肠癌的危险因素。烟熏盐渍品，长期食用高温、辛辣食物是患胃癌的危险因素。嚼槟榔、饮酒是患口腔癌的危险因素。高摄入乳制品、动物蛋白、脂肪是患肾癌的危险因素。食物的过热、偏硬、制作粗糙、吞食过快、辛辣刺激是患食管癌危险因素。高热量、高脂肪饮食是患乳腺癌的危险因素。因此，饮食习惯与癌症发生密切相关。

311. 如何通过控制饮食降低癌症发生风险?

通过平衡的健康饮食能有效降低癌症风险。平时应注意多摄入纤维、水果和蔬菜，同时减少红肉和肉制品、盐的摄入。红肉是指烹饪前呈现出红色的肉，包括猪肉、牛肉、羊肉、鹿肉、兔肉等所有哺乳动物的肉，肉制品包括腌制肉类、火腿等。

312. 肿瘤患者需要忌口吗?

所谓忌口是指由于治疗的需要，要求患者不吃某些食物。忌口的说法与缺乏有效的治疗方法有关，肿瘤至今还缺乏完全有效治疗方法，因此在肿瘤治疗上，仍有多数人们重视忌口。应根据不同患者和病情而定，并非所有肿瘤患者都要忌口，而是应少食、淡食，而不是伤食即不要过量食用。

313. 体力活动缺乏与癌症有关系吗?

体力活动缺乏会增加乳腺癌、大肠癌和子宫内膜癌发生风险。由于生活方式改善，目前我国大多数人缺乏必要体力活动和

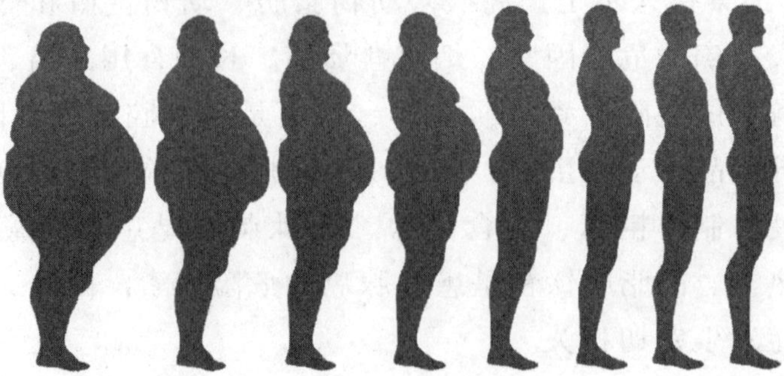

锻炼。在我国，死于肿瘤的男性患者中有0.3%、女性患者中有0.2%与体力活动缺乏有关。通过增加活动量和锻炼身体能有效地降低癌症发生风险。

314. 如何通过锻炼和体力活动降低癌症风险?

我国将每周锻炼频率≥3次，每次≥30分钟定义为经常锻炼，未达到该标准的为偶尔锻炼。体力活动分为职业性体育活动、娱乐性体育活动和散步等。美国疾病控制中心推荐每周至少进行150分钟**中度有氧活动**，并至少进行2次全身肌肉伸展运动。

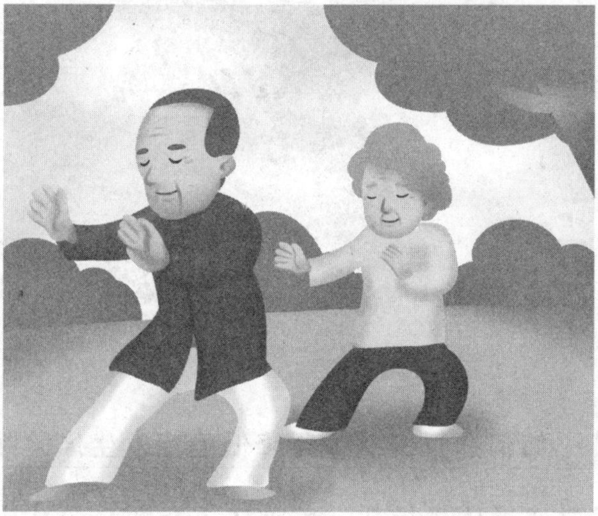

315. 肥胖与肿瘤有关系吗?

研究表明肥胖与绝经后乳腺癌、大肠癌、子宫内膜癌、食管癌、胰腺癌、肾癌、胆囊癌等20多种癌症相关。肥胖人群与正常体重人群相比过量脂肪组织会带来较多激素和生长因子。高水平激素，如雌激素和胰岛素会增加部分肿瘤发生的风险。研究表明死于肿瘤的男性患者中有0.06%、在女性中有0.78%与肥胖有关。

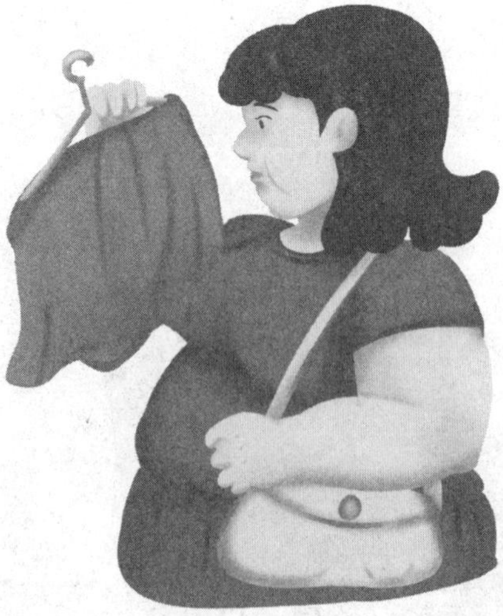

316. 如何通过控制体重降低癌症发生风险呢?

首先需要通过体质指数（曾称体重指数）公式确定体重是否在健康范围内。对于部分人来说，将体重控制在理想范围内比较困难，或许首先应该调整生活方式，健康饮食，减少饮食量并积极锻炼身体，这样能先保证体重不再增加，随后逐步降低体重。体重的控制最终能降低癌症的发生风险。目前我国居民生活水平改善，越来越多的人出现超重和肥胖，同时我们应该从儿童做起，加强对学生的健康教育。

317. 生殖因素和激素与癌症有关系吗？

生殖因素、绝经期后激素替代治疗和口服避孕药与乳腺癌和卵巢癌的风险关系已经比较明确，但我国死于癌症的患者中约0.18%与**生殖因素**和激素有关，这可能是因为我国绝经期妇女雌激素替代治疗约6.7%，仅约1.7%的生育妇女采用口服避孕药。为了预防乳腺癌和卵巢癌，母乳喂养和生育期妇女应避免使用口服避孕药，同时避免摄入过量雌激素。

318. 为什么有些职业容易患肿瘤？

部分职业会因长期接触致癌物质，最终出现职业相关癌症，在我国确定的职业肿瘤有8种：①联苯胺所致膀胱癌；②石棉所致肺癌、间皮瘤；③苯所致白血病；④氯甲醚所致肺癌；⑤砷所致肺癌、皮肤癌；⑥氯乙烯所致肝血管肉瘤；⑦焦炉逸散物所致肺癌；⑧铬酸盐制造业所致肺癌。在我国死于癌症的患者中2.7%以上与职业性致癌因素有关。

319. 如何预防职业相关癌症？

职业相关癌症的预防措施包括通过有效防护降低职业性致癌因素暴露水平和接触机会、替代某些强致癌物、实施医学监护和药物预防等。同时，常规体检有助于早期发现这些肿瘤病变，并及时治疗。

320. 卵巢癌能够预防吗?

到目前为止，有关卵巢癌的发病原因还没有明确的答案，因此如何预防卵巢癌也缺乏有效的措施。在欧美国家，针对有乳腺癌或卵巢癌家族史，并经遗传检测评价为卵巢癌高危的个体，采用预防性卵巢切除的方法可显著降低卵巢癌的发病风险。但是对于普通人群，尤其是尚未绝经的女性而言，预防性卵巢切除很可能是一种“得不偿失”的方法。因为切除双侧卵巢后带来的更年期提前、骨质疏松、睡眠障碍等一系列问题也会影响女性的生活质量。如果已经是围绝经期或者绝经后的妇女因为子宫疾病需要手术时，可同时切除双侧卵巢。

另外，据国外报道，口服避孕药也会在一定程度上降低卵巢癌的发生风险。原因可能是多数避孕药的避孕机制在于抑制卵巢的周期性排卵。目前认为每次排卵导致卵巢皮质的破裂与修复过程可能与卵巢癌的发生有关。我国女性采用口服避孕药的比例远低于宫内避孕环或避孕套的使用比例，因此缺乏口服避孕药与卵巢癌发生风险的流行病学研究结果。

虽然缺乏有针对性的预防卵巢癌的有效措施，但是健康的生活习惯，包括经常锻炼身体、规律作息、合理膳食、保持良好的心态等都有助于改善身体素质、提高机体免疫力，从而降低癌症的发生风险。

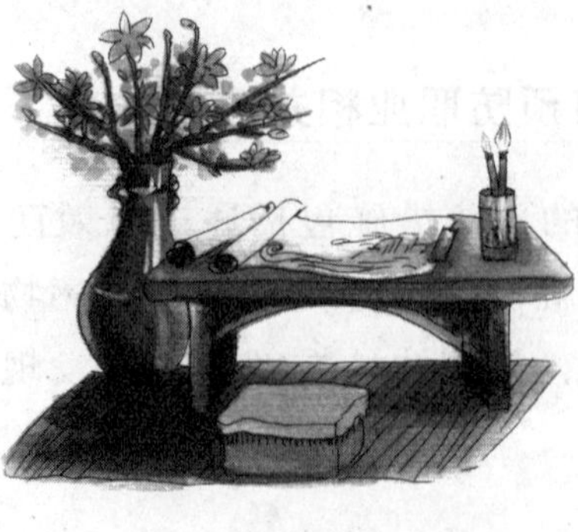

321. 如何早期发现卵巢癌？

卵巢癌之所以被称为女性的“无声杀手”，主要是因为它难以早期发现，一旦发现多数已是晚期，错过了最佳治疗时机。因为早期卵巢癌的治疗效果远远好于晚期癌症，所以还应采取各种方法争取早期发现。

卵巢癌缺乏特异的症状，多数患者最初只感觉腹胀、食欲下降等，常到消化科就诊，服用一些助消化的药物却未见好转。这样一来有可能延误了诊治。根据妇科肿瘤医生的临床经验，如果您有腹胀、食欲差的症状时，除了看消化科，最好还要到妇科就诊，做个妇科检查，再做盆腔B超检查，抽血检查肿瘤标志物CA125、CA19-9等，可能有助于尽早发现或除外卵巢肿瘤。

在没有任何不适的时候，最好也要定期进行健康查体，比如一年一次的体检。妇科检查、盆腔超声、血CA125等是目前早期发现卵巢癌的检查方法。但是由于卵巢癌本身的生物学特点，这三种方法早期发现卵巢癌的作用并不十分理想。因此对于家族中有卵巢癌或乳腺癌亲属的女性，可能要缩短检查的间隔，比如每6个月复查B超等。一旦发现卵巢或附件区的包块应及时就医，尽早诊治。

322. 绝经后长期补充雌激素对保持卵巢的功能有好处吗？

随着人们对更年期概念的逐渐了解，人们对雌激素在女性一生中发挥的作用也有了越来越深入的认识。确实，补充雌激素对于缓解更年期女性所发生的潮热、烦躁、失眠等症状具有一定的作用。但是绝经后卵巢不再排卵，也基本不再产生雌孕激素。口服补充雌激素对于保持卵巢功能没有任何作用。相反，如果在绝经后长期口服单一雌激素可能会对身体的其他器官产生诸多不良影响。其中最需要警惕的是长期服用雌激素可能会导致乳腺和子宫发生肿瘤。因此，应在妇科内分泌医生的指导下，才可能使用激素替代治疗。

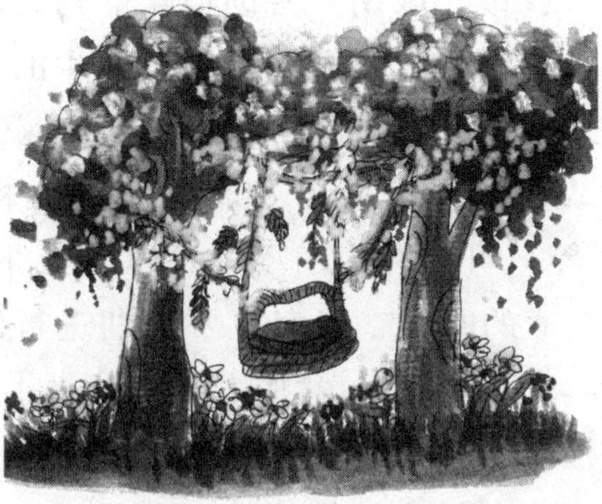

七、认识卵巢癌篇

323. 什么是肿瘤？

人体组织是由多种细胞组成的，正常情况下是处在有规律的新陈代谢状态，这种有规律的生命活动维持着机体的健康。当机体在多种体内、体外致瘤因素的协同作用下，导致正常细胞从基因水平发生异常改变，不再遵循正常的规律而无限制地过度生长，医学称之为肿瘤。肿瘤分为良性、交界性和恶性。良性肿瘤多数是静止状态或缓慢增长，不造成对周围正常组织和器官的侵害，被切除后一般不复发，与恶性肿瘤的最大区别是很少危及生命。恶性肿瘤则具有生长迅速、侵袭性、转移性等生物学特性，治疗过程中仍然难以避免复发和广泛转移，危害健康，最终危及生命。交界性肿瘤的各种特性介于良性和恶性肿瘤之间。

324. 肿瘤是怎样命名的？

肿瘤根据其细胞起源及性质进行命名。人体组织细胞起源繁多，其中主要的大类：如上皮细胞，存在于身体体表的皮肤、体内脏器的腔面，如消化道黏膜，以及各种消化和代谢器官，如肝脏、胰腺、涎腺等；常见的皮肤癌、胃癌、肠癌、肝癌、胰腺癌等都属于上皮细胞起源的恶性肿瘤。其次是间叶细胞，如肌肉、脂肪、纤维、血管等软组织；常见的纤维组织细胞瘤、平滑肌瘤、间质瘤等统称为间叶来源的肿瘤。此外，还有骨、神经、淋巴造血等，当发生肿瘤时都分别依据其细胞来源和性质进行分类和命名。良性肿瘤一般称之为“瘤”，恶性肿瘤根据其细胞起源不同有不同的命名，上皮来源的称为“癌”，间叶来源的称为“肉瘤”，神经来源的称之为“母细胞瘤”等。也有一些肿瘤使用专有名词命名，如霍奇金淋巴瘤、血管免疫母细胞性T细胞淋巴瘤，它们都是恶性淋巴瘤大分类中的不同类型。随着人们对肿瘤认知的不断深入，肿瘤定义和命名的概念还将继续更新，某些肿瘤因其组织学形态或生物学行为等特征难以准确表述而被定义为“恶性潜能未定”，其含义和意义在于提示它是一类具有不确定行为和**预后**的肿瘤，需要引起医患双方的共同重视，治疗后仍应定期**随访**。

325. 什么是癌症?

癌症一词泛指所有的恶性肿瘤，是一组拥有共同重要特性的不同类型的恶性疾病。癌症的英文单词为“cancer”，其中文含义之一就是巨蟹座。癌细胞的浸润性生长方式的确类似蟹爪，可以在体内肆意横行，破坏机体的正常组织和器官。

恶性肿瘤中绝大部分发生在上皮组织，病理学称其为癌，而少部分来源于间质组织，如脂肪、肌肉、纤维组织等，病理学称其为肉瘤，还有些恶性肿瘤来源于造血细胞、淋巴细胞等，病理学称其为白血病、淋巴瘤等。

326. 什么叫转移?

恶性肿瘤细胞能够从肿瘤上脱落下来进入血液循环和淋巴系统，再播散至身体其他部位形成新的肿瘤，这个过程被称为转移。

327. 什么叫分化?

原始组织、幼稚细胞逐渐发育成为成熟组织和细胞的过程称之为分化。人体正常的细胞是成熟且高度分化的形态和功能状态，而肿瘤细胞往往是幼稚的形态和功能状态。

328. 肿瘤细胞的分化程度与恶性程度有什么关系?

病理学应用肿瘤分化的概念一般是用以表述肿瘤细胞趋向成熟的程度。肿瘤细胞与正常细胞的形态越相近似，越提示肿瘤的分化比较成熟，通常表述为“高分化”，或称“分化好”。临床上大多数形态学分化好的肿瘤，恶性程度低；大多数形态分化差的肿瘤，恶性程度高；但并不是所有形态学分化好的恶性肿瘤预后都好，也不是所有分化差的肿瘤治疗效果就差。

329. 什么是病理分级？有什么临床意义?

病理学应用肿瘤的分级表述肿瘤的分化程度，采用三级表述方式：目前多数应用高分化、中分化、低分化表述，也有些肿瘤应用1级、2级、3级表述。高分级是低分化的同义词，低分级是高分化的同义词。临床上多数肿瘤符合如下的规律：分级越高，分化越差，恶性度越高，预后越差。

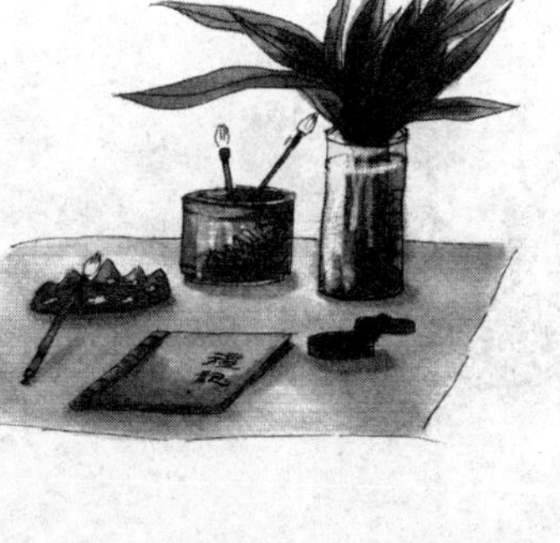

330. 出现淋巴结转移就是得了淋巴瘤吗？

一些治疗前或治疗后的肿瘤患者在进行体检或影像学检查时会发现某些部位的淋巴结肿大，主管医生及影像诊断医生会根据患者的症状、体征以及影像学的检查结果，综合判定有些患者为淋巴结转移。其中一些患者经淋巴结穿刺活检或淋巴结切除病理检查确诊为淋巴结转移。

看到淋巴结转移这个结果后，一些患者，尤其是一些得过恶性肿瘤的患者以为自己又患了淋巴瘤。其实，这是一种误解。

淋巴结转移和淋巴瘤是两种完全不同的疾病，淋巴结转移是指某部位或脏器的原发恶性肿瘤细胞离开原发部位转移到淋巴结，这往往意味着肿瘤疾病程度进入了中期或晚期。对此治疗要依据原发肿瘤的特点决定治疗方案，包括手术、化疗和放疗等。

而淋巴瘤是原发于淋巴结的恶性肿瘤，依据病变的范围又可分为早期、中期和晚期。治疗上是依据淋巴瘤的分型决定治疗方案。

331. 卵巢位于身体的哪个部位？

卵巢是女性特有的性腺器官，深居盆腔底部，位于子宫的两侧，分为左、右两个卵巢。成年女性的正常卵巢在我们的身体表面是无法触及到的，它只有大约4cm×3cm×1cm大小，重5~6克。

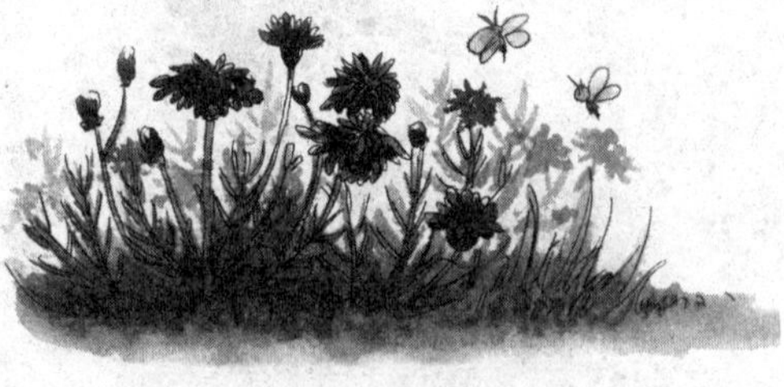

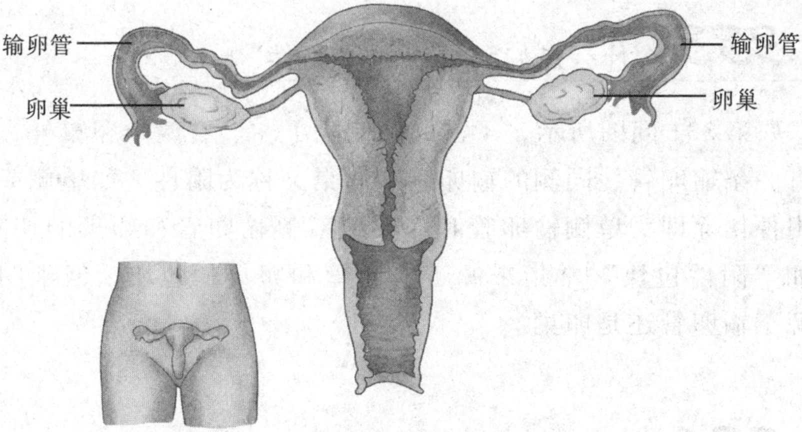

女性正常生殖系统

332. 卵巢有什么功能？

别看卵巢体积小，重量轻，但它的作用却非常重要。卵巢主要在青春期后开始发挥作用，一是定期排卵，二是分泌维持女性特征的雌激素和孕激素。每个月都有 1 个卵子发育成熟，从卵巢内排出，如果没有遇到精子，则表现为每月一次的月经来潮。如果遇到精子，则有可能受精成功，形成胚胎，最终在子宫中发育成胎儿。卵巢分泌的雌孕激素具有多种功能，除了维持女性的特征以外，对于水钠代谢、脂肪代谢、钙磷在骨质的沉积等具有广泛的影响，这也是更年期后随着雌孕激素水平的降低、女性体内可能发生一系列更年期表现的主要原因。

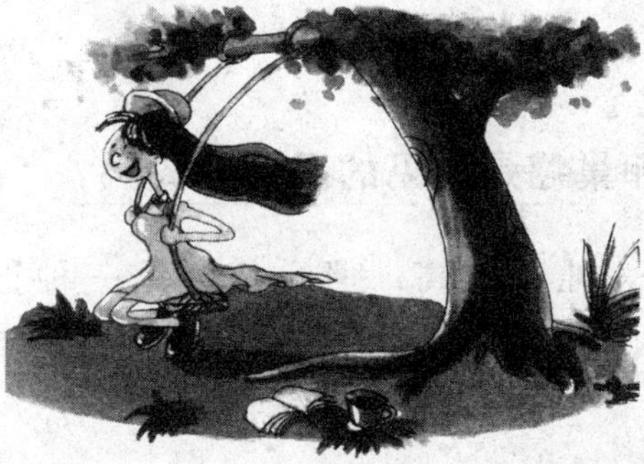

333. 什么是妇科常说的“附件”?

如第 331 问图所示，子宫的两侧除了左、右两个卵巢外，还各有一条输卵管，同侧的输卵管和卵巢又称为附件。如单侧或双侧附件切除即为单侧输卵管和卵巢或双侧输卵管和卵巢的切除；又如“附件包块”常指来源于输卵管和卵巢的包块，但未明了来源于输卵管还是卵巢。

334. 什么是卵巢癌?

卵巢癌是一个通俗的叫法，发生在卵巢上的所有恶性肿瘤俗称为卵巢癌，包括：①卵巢上皮癌；②卵巢恶性生殖细胞肿瘤；③卵巢恶性性索间质类肿瘤等。但在医学组织学上，只有卵巢上皮起源的恶性肿瘤称为卵巢癌（共分为浆液性、黏液性、移行细胞型、子宫内膜型、透明细胞型等五大类）。不同类型的卵巢恶性肿瘤，其治疗方法和**预后**也不一样。比较多见是卵巢上皮癌，多发生在绝经后女性；卵巢恶性生殖细胞肿瘤，多发生在年轻女性甚至青春期少女；还有卵巢性索间质肿瘤，可发生于各个年龄段的女性。不同类型的卵巢肿瘤具有各自不同的特点，治疗也有一定差异，但是一旦发现均应尽早诊治，而且尽量到医院就诊，以免延误病情。与子宫颈癌、子宫内膜癌等女性生殖道其他恶性肿瘤相比，卵巢上皮癌的总体**预后**和治疗效果最差。

335. 卵巢癌是常见的恶性肿瘤吗?

卵巢癌虽然恶性程度高，但它并不是一种很常见的恶性肿瘤。在我国的女性生殖道恶性肿瘤中，它的发病率位于子宫颈癌和子宫内膜癌之后。在女性全身恶性肿瘤中，其发病率低于肺癌、肝癌、结直肠癌、乳腺癌等比较常见的恶性肿瘤，排在10名以后。美国2005～2009年的统计表明，卵巢癌的年发病率为17/10万人。我国目前缺乏全国范围内确切的发病数据，在部分区域的统计结果表明，年发病率为8/10万人。卵巢癌的发病率存在一定的地区差异，工业发达的国家和地区通常高于工业化程度相对较低的地区，主要表现为城市高、农村低。近年来，我国卵巢癌的发病率有逐渐上升的趋势，这可能和人们的生活方式及环境因素的改变有关。

336. 原发于卵巢的恶性肿瘤都有哪些类型？

卵巢的恶性肿瘤俗称卵巢癌，主要有三大类：卵巢上皮性癌、卵巢恶性生殖细胞肿瘤、卵巢性索间质肿瘤。

卵巢上皮性癌：大约90%卵巢恶性肿瘤来源于卵巢表面的上皮，有浆液性癌、黏液性癌、子宫内膜样癌、透明细胞癌、移行细胞癌和未分化癌，其中浆液性癌最常见。随着年龄增加，尤其是40岁以后的女性患上皮性癌的风险增加。

卵巢恶性生殖细胞肿瘤：占卵巢肿瘤的5%～10%，可以发生在各个年龄的妇女，但80%的患者是30岁以下的青少年。常见的类型有：①未成熟畸胎瘤；②无性细胞瘤；③内胚窦瘤等。

卵巢性索间质肿瘤：约占卵巢肿瘤5%，是卵巢结缔组织发生的肿瘤。恶性性索间质肿瘤如卵巢颗粒细胞瘤、部分支持间质细胞瘤和极少数恶性卵泡膜细胞瘤。

另外，卵巢还有其他罕见类型的恶性肿瘤，例如神经内分泌癌、肉瘤等。

337. 什么是原发性腹膜癌？

原发性腹膜癌是指原发于腹膜的上皮癌，临床少见。其恶性行为及临床表现与原发于卵巢的上皮癌相同，而卵巢可以正常大小或仅卵巢表面受侵。其治疗与**预后**均和卵巢上皮癌相似。

338. 有卵巢癌和乳腺癌家族史的女性有必要定期做妇科体检吗？

有必要。大量的资料表明，卵巢癌家族史是卵巢癌发病重要的危险因素。没有卵巢癌家族史的妇女一生患病危险为1/70；若有1名直系**一级亲属**患卵巢癌，危险增至5%；有2名一级亲属患病，危险为7%。而其他部位的肿瘤（如乳腺癌、直肠癌、子宫内膜癌）也可能合并卵巢癌而构成家族性癌症综合征中整体的肿瘤模式。

339. 什么是卵巢生殖细胞肿瘤？

卵巢生殖细胞肿瘤是来源于胚胎性腺的原始生殖细胞而具有不同组织学特征的一组肿瘤。原始生殖细胞具有向不同方向分化的潜能，即原始生殖细胞组成的肿瘤称作无性细胞瘤；原始生殖细胞向胚胎的体壁细胞分化称为畸胎瘤；原始生殖细胞向胚外组织分化，形成卵黄囊结构或滋养细胞结构，称为卵黄囊瘤；原始生殖细胞向覆盖在胎盘绒毛表面的细胞分化，则称为绒毛膜癌；由原始生殖细胞向胚体方向分化称为胚胎癌。

340. 卵巢生殖细胞肿瘤是良性还是恶性？

卵巢生殖细胞肿瘤既有良性也有恶性。卵巢生殖细胞肿瘤在卵巢肿瘤中占30%，良性的成熟性畸胎瘤占其中的90%，恶性只占10%，也就是卵巢整体肿瘤的3%。但在青春期前的女性恶性相对多见，21岁以前的女性卵巢肿瘤60%都是生殖细胞肿瘤，其中的30%左右是恶性。良性肿瘤如卵巢囊性成熟性畸胎瘤等，恶性生殖细胞肿瘤如无性细胞瘤、未成熟畸胎瘤、卵黄囊瘤、胚胎癌、原发绒癌以及混合性生殖细胞肿瘤。

341. 什么是畸胎瘤？

畸胎瘤是生殖细胞起源的肿瘤，可分为两大类：成熟性畸胎瘤和未成熟畸胎瘤。前者是最多见的良性生殖细胞肿瘤，占生殖细胞肿瘤的90%，大体表现为卵巢肿物，包膜一般非常完整，切面可含有大量油脂和毛发。镜下表现为类似于具有正常胚胎的三胚层或单胚层的成熟的各类组织构成，最多见的组织是上皮及皮下组织，但若具有未成熟的神经管结构，则此肿瘤则必须诊断为未成熟的畸胎瘤（即恶性的畸胎瘤），并根据神经管的多少划分未成熟畸胎瘤的级别（1级、2级、3级），级别越高恶性程度越高。

342. 良性成熟畸胎瘤会恶变吗？

良性畸胎瘤恶变少见，发生率约小于5%。恶变患者中以鳞癌变多见，为80%~90%，其次是腺癌变。因良性畸胎瘤发现后多年未治疗而短期内肿瘤迅速增大要考虑恶变的可能。恶变机会随年龄增长而增加，多发生于绝经后妇女。扩散方式主要为直接浸润和腹膜种植。

343. 什么是卵巢性索间质肿瘤?

卵巢性索间质肿瘤是来源于卵巢性索间质成分的一类肿瘤。由分泌激素的颗粒细胞、卵泡膜细胞、Sertoli 细胞、Leydig 细胞以及间质来源的成纤维细胞的一种或几种构成的肿瘤，约占卵巢肿瘤的 8%。其中颗粒细胞瘤最多见，多为低度恶性，少数分化差、恶性度较高。患者可有内分泌方面的症状。因为此类肿瘤部分可分泌雌激素、雄激素等，并导致相应的激素水平升高的症状，所以又称其为功能性肿瘤。

344. 卵巢性索间质肿瘤是良性还是恶性?

卵巢性索间质肿瘤大部分为良性，其中有卵巢颗粒细胞瘤、一部分支持间质细胞瘤和极少数恶性卵泡膜细胞瘤为恶性。

345. 什么是卵巢交界性肿瘤?

卵巢交界瘤特指原发于卵巢上皮，形态介于良、恶性之间的肿瘤，属于低度恶性肿瘤，发生率占卵巢上皮性肿瘤的 10%~20%。

显微镜下交界性肿瘤病理特点：上皮细胞有一定的恶性特征，但多无间质浸润，可伴有卵巢外病变。转移相对少见，少数可复发，但总的预后良好。虽然绝大多数交界性肿瘤患者预后良好，但也有发生腹膜播散或转移者。

346. 什么是卵巢交界性肿瘤的浸润性种植?

卵巢交界性肿瘤常可伴有卵巢外扩散，其中最常见的扩散部位为盆腹腔腹膜。世界卫生组织将这种扩散称之为**种植**，并根据**种植**灶的形态将其分为三类，具体如下：①良性**种植**：相当于腹膜化生性病变，形态上为单层管状腺体，与输卵管上皮相似。合并良性**种植**的患者很少复发。②非浸润性**种植**：多数卵巢交界瘤**种植**灶在组织形态与卵巢原发灶相仿，表现为腺体增生或化生，细胞轻度或中度异形性及核分裂，常含有砂粒体，肿瘤位于腹膜表面，无浸润性生长。发生非浸润性**种植**的患者复发率约为40%。③浸润性**种植**，在细胞形态上相当于分化好的腺癌，不规则嵌入正常组织，以乳头或筛状结构的实性巢为特点。发生浸润性**种植**的患者复发率较高可达50%。

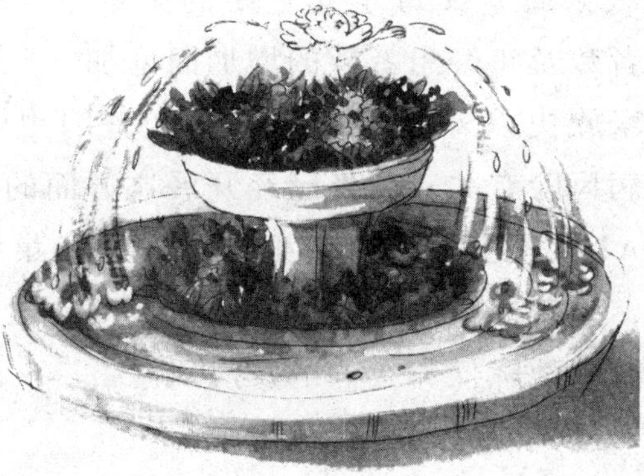

八、肿瘤病因探究篇

347. 卵巢癌是否有遗传性？哪些人更容易患卵巢癌？

总体来说，恶性肿瘤属于遗传相关性疾病，遗传因素是恶性肿瘤的重要发病因素之一。在各种肿瘤中，卵巢上皮癌相关的遗传学研究开展的较为深入。已有的研究表明，有乳腺癌和（或）卵巢上皮癌家族史的女性与没有癌症家族史的女性相比，更容易发生卵巢上皮癌或乳腺癌。通常所说的家族史是指直系三代以内，包括父母子女、祖父母、兄弟姐妹、孙子女、姑舅叔姨、堂表兄妹等亲属，如有亲属患癌，则称为有癌症家族史。癌症的发病风险随着一级亲属（父母子女）中的患者数、家族中总患者数、每一代患者数及年轻患者数的增加而增加。

除了癌症家族史以外，BRCA1/2 两个基因也与卵巢上皮癌和乳腺癌的发病风险有关。国外已经开展这方面的遗传检测和咨询。携带 BRCA1/2 突变的人群发生乳腺癌或卵巢癌的风险明显高于普通人群，是普通人群的数倍甚至十数倍。对这一人群采取干预措施可以有效地降低卵巢癌的发病风险。

348. 在生活中应注意哪些问题可降低发生卵巢癌的风险？

饮食、烟酒等可能对卵巢癌的发生没有直接作用，但不除外有间接影响。研究发现高胆固醇、低维生素饮食可能造成细胞毒物质的堆积，间接引起卵巢癌。适当的体育锻炼不但能降低多种心血管疾病的发病风险，同样也有利于减少卵巢癌的发生。另外，肥胖也是卵巢癌的危险因素之一，保持体质指数在正常范围内，有利于降低卵巢癌的发病风险。此外，女性一生中不同时期的激素变化对卵巢癌的发生可能具有一定影响。

内分泌和生殖因素对卵巢癌发病风险的影响

内分泌和生殖因素	影响
妊娠	降低
哺乳	降低
口服避孕药	降低
激素替代治疗	增加
不孕及其治疗	未知
输卵管结扎/子宫切除	降低

349. 治疗不孕症的激素类药物是否会导致卵巢癌的发生?

随着不孕症发病率的上升和辅助生殖技术的广泛开展，不孕症治疗是否影响卵巢癌的发生也逐渐受到广泛关注。不孕症和有生育能力但不愿生育的妇女不同，二者可能存在激素水平等内环境的差异，因此二者发生卵巢癌的风险也可能不同。不孕症的妇女大都接受了相应的助孕治疗，目前尚不清楚辅助生殖治疗是否影响卵巢癌的发生。

350. 做了绝育手术后会不会得卵巢癌？

近年来研究发现，卵巢癌的最初“发源地”可能不是卵巢本身，而是位于其旁边的输卵管。因为有些卵巢癌的高危人群预防性切除卵巢和输卵管的病理切片提示，在输卵管的上皮细胞中发生了最早期的癌变。这提示卵巢癌或者部分卵巢癌可能最初来源于输卵管。因此，输卵管结扎的绝育手术可能会降低卵巢癌的发生风险。

351. 绝经后补充激素会不会诱发卵巢癌？

卵巢能够分泌雌孕激素，而雌孕激素水平的变化也会反过来影响卵巢癌的发生。总体来讲，雌激素越高越容易对卵巢造成伤害，而孕激素属于“保护性”激素，可在一定程度上保护卵巢免受伤害。比如，妊娠时孕激素水平持续升高，因此妊娠对卵巢具有一定保护作用。反之，长期接受激素替代治疗者，尤其是单一雌激素替代者，体内雌激素长期处于较高状态，容易促进卵巢癌的发生。所以日常生活中不能轻易补充雌激素，如有需要一定在医生的指导下使用。

352. 长期有慢性盆腔炎，会不会发生癌变？

以往对于卵巢癌的发生原因有多个假说，其中一个认为，长期慢性炎症导致局部炎症因子产生较多，可对卵巢产生一定刺激，从而诱发卵巢上皮发生癌变。但是到目前为止，尚无科学证据证实这一假说。

353. 长期患有子宫内膜异位症，会不会发生癌变？

研究报道，子宫内膜异位症的癌变率约5%。提示少数长期患有子宫内膜异位症的患者，应注意卵巢癌的发生。目前认为，子宫内膜异位囊肿生长过快、CA125上升快者均应警惕子宫内膜异位症癌变的可能。

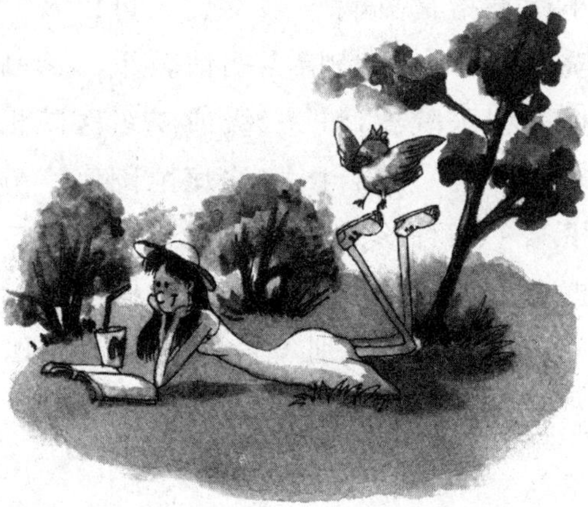

九、肿瘤患者看病流程篇

354. 如何选择就诊医院?

选择医院是看病的第一步，也是对诊断和治疗效果影响最大的。选择就诊医院应遵循：小病及时就近诊疗，大病选择专业二级以上医院。小病是指常见病、多发病，可以及时到就近的社区门诊或一级医院就诊。大病是指当病情较重、诊断疑难、疗效不显时，及时选择大型医院就诊。三级或二级医院根据收治范围分为综合医院和专科医院。综合医院诊疗范围广，分科齐全。专科医院是专门从事某一病种诊疗，专业性强。选择二级以上医院就诊的患者可根据自身的时间、经济状况、医院的口碑、医院的性质（公立、民营）、医院的级别、是否医保定点医院、地理位置的远近，以及对服务的要求等进行选择。

355. 如何做好就医前的准备?

三级医院门诊出诊医生在出诊时间内必须接诊大量的患者，很难有充足的时间详细解答每一位患者提出的全部问题。患者在就诊前最好做一些准备工作，提前梳理好向医生介绍的病情，需要问医生的问题，这样既可以节省时间，又可以避免因临时考虑而疏漏某些重要的细节。此外，如果患者已在其他医院检查或治疗，应将已有的检查结果和病历资料带全，以便医生的进一步诊断和治疗。

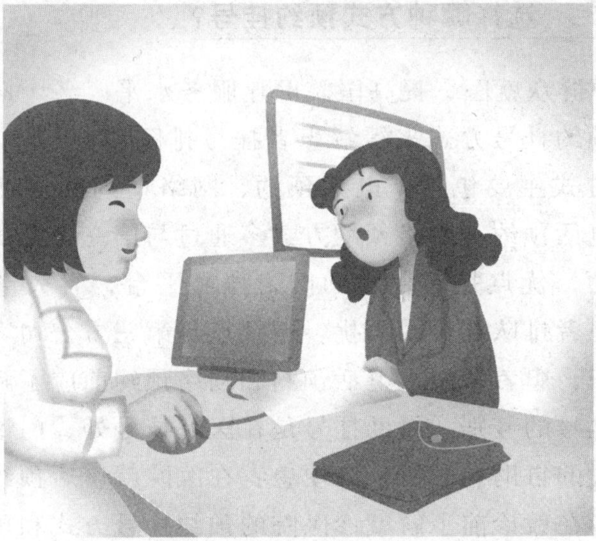

356. 如何在医院选择就诊科室？

综合性医院多按照疾病系统和人体部位分类，专科医院多按照治疗方法和疾病部位分类。患者可根据所患疾病的部位和所属系统选择就诊科室。但对同一部位或系统，也存在内外科不同治疗科室的问题。以肿瘤患者为例，没有做过手术治疗的初诊患者，根据病变部位可先选择手术科室就诊，已经手术后的患者或不能手术治疗的患者可选择放射治疗或化疗科室。患者在就诊前可以通过电话或网络查询各医院门诊科室设置，选择正确的就诊科室，避免挂错号。

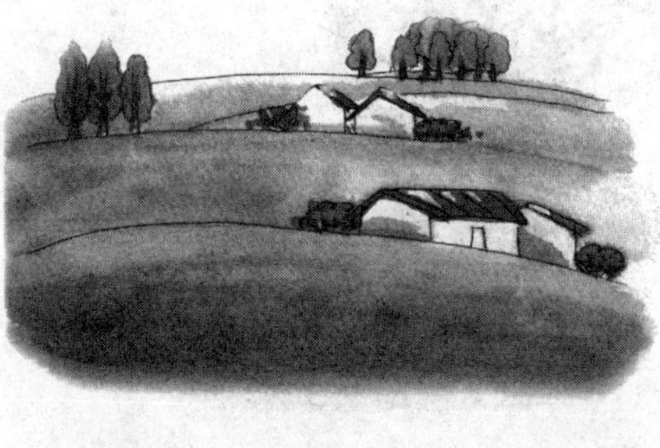

357. 选择哪种方式预约挂号?

为方便群众就医，提高医院医疗服务水平。各个医院均在开展不同的预约挂号方式来缓解患者挂号排队和候诊等待时间长。预约挂号方式主要包括：电话预约、网络预约和自助挂号等方式。医院电话预约和网络预约方式多通过与第三方公司合作为患者提供方便，优点是有稳定的网络挂号平台，有大量的接线客服，解决患者排队挂号的困扰，但缺点是第三方公司客服缺少医学专业知识，患者在采取电话预约和网络预约前应了解医院的科室设置和挂号的号别。自助挂号是在医院挂号处、门诊大厅等显著位置放置的自助挂号机，方便患者在医院就诊后预约下次就诊时间。患者在就诊前了解就诊医院的预约挂号方式和预约挂号号别，合理安排时间挂号就诊。

358. 建立就诊卡、挂号须出示患者哪些身份证明的证件?

患者按规定必须用真实姓名挂号、就诊。凡到各医院就诊的患者须为实名制挂号，严禁使用非就诊患者的姓名建卡、挂号。在各医院办理就诊卡时，须出示患者身份证、户口本或驾驶证、老年证等有效身份证明进行建卡挂号。此外北京医保患者必须持北京医保社会保障卡办理就诊卡和挂号。

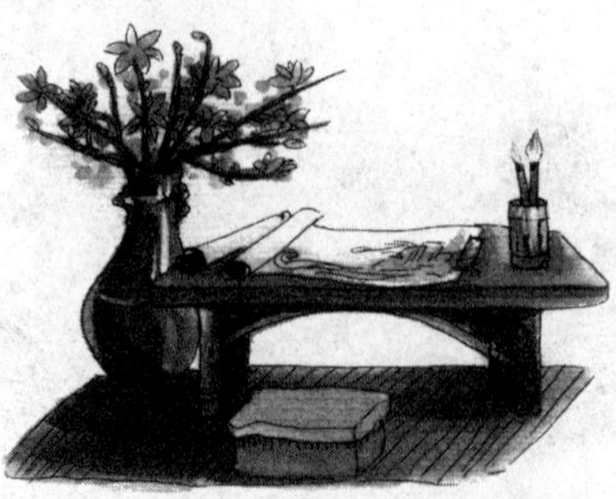

359. 医保患者就诊需要做好哪些准备?

医保患者到任何医院就诊首先必须携带医保卡（本），以证实医保身份，进行医保结账。否则，没有医保证明者会被默认为自费，造成费用无法报销。另外，就诊前应该详细了解好各种医保规定，以为各种医保政策因地区不同、病种不同也会有所差异，要按照要求提前办理如转诊、特病等相关手续。

360. 做哪些检查需要预约和做身体准备?

患者为确诊病情需做各种全身和专科检查。许多检查都需要患者提前做好身体准备，例如血液检查前空腹，肠镜检查前需要提前做**肠道准备**和妇科 B 超需憋尿充盈膀胱等。患者可根据检查申请单或预约通知单上的要求认真做好身体准备。

361. 医院里发的传单可信吗?

不可信，候诊区里闲散人员发放的传单都是非法广告。严重影响了人们的视野，误导、欺骗了很多急于求医的患者。这些广告所宣传的医疗手段不仅没有及时为患者解除病痛，反而增加其经济负担，延误了病情的及时治疗。患者应清醒地识别违法医疗广告，谨防受骗上当。医院的宣传资料一般由医院内部人员发放。

362. 怀疑卵巢癌应该看哪个科?

卵巢癌属于女性恶性肿瘤，初次就诊时建议选择妇科。大部分综合性医院设有妇产科，包括了妇科和产科，妇科中又分为妇科肿瘤、妇科内分泌、妇科炎症等多个部分，组成比较复杂。初次就诊时如果没有头绪，可以到服务台或咨询台询问，以免挂错号。肿瘤专科医院的设置相对简单，妇科或妇瘤科就是女性恶性肿瘤患者就诊治疗的地方，初次治疗的患者，尤其没诊断清楚的时候，建议在妇科就诊，由妇科医生来帮助诊断。

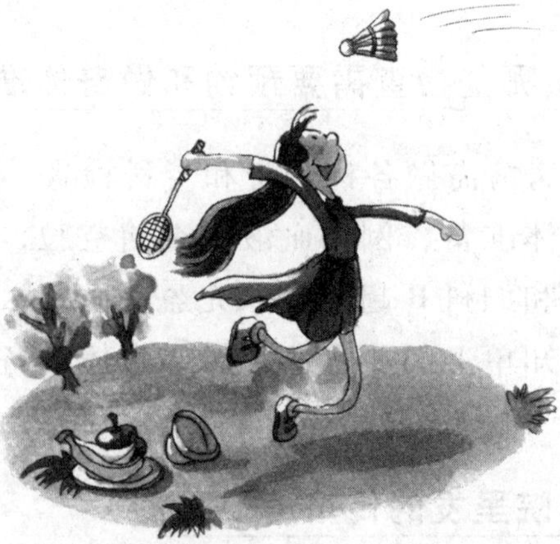

十、典型病例

病例一　健康体检发现的早期患者

女性，50岁，2001年12月健康体检做B超检查发现左卵巢肿物，到医院就诊查B超提示左卵巢囊实性肿物，直径10cm，CA125 648U/ml。

于2002-1-13行剖腹探查术。术中见：大网膜及盆腹腔腹膜广泛巧克力样色素沉着，左卵巢肿物，直径10cm，与盆壁紧密粘连，无破口；右卵巢稍大，可见直径2cm巧克力囊肿，无腹水，余未见异常。先行左附件切除术，取部分左卵巢肿物送检，冷冻病理提示：卵巢腺癌。遂行全子宫右附件大网膜阑尾切除+盆腔淋巴结清扫术+腹膜多点活检术，术后肉眼无残存肿瘤。

术后病理：左卵巢透明细胞癌，余组织未见癌，合并双卵巢子宫内膜异位。腹腔冲洗液细胞学检查未见癌细胞。因术中肿瘤与盆壁紧密粘连，分离粘连肿瘤破裂，分期为ⅠC期。术后于2002-1-24开始行化疗，予以紫杉醇+铂类化疗4个疗程，末次化疗为2002-4-24。CA125于术后化疗1个疗程后降至正常。之后定期复查，未发现明显异常。现患者健在，已无瘤生存10年5个月。

病例二　铂敏感复发的患者

女性，42岁，因“腹胀1个月”就诊。行CT检查示：卵巢恶性肿物，腹膜后及髂内淋巴结肿大，CA125 171U/ml，入院诊断卵巢恶性肿瘤。

于1999-12-21行剖腹探查术，术中见少量腹水，大网膜散在结节，最大直径4cm，盆腔腹膜散在小结节，双卵巢菜花样肿物，左侧8cm×5cm×5cm，右侧9cm×5cm×6cm，与周围组织粘连，子宫体缺如（1998年因子宫肌瘤行子宫次全切除），腹主动脉旁、双侧髂外及双侧闭孔多个肿大淋巴结，（2～4）cm×（1～2）cm，肿大淋巴结固定。子宫直肠窝肿物，约3cm×3cm×2cm。腹水细胞学发现癌细胞，行双附件+残存宫颈+大网膜切除+肿大盆腔淋巴结切除术。术后残存肿瘤为腹主动脉旁及双侧闭孔多个淋巴结，直径>2cm，固定。

术后病理：双卵巢中分化浆液性乳头状囊腺癌，累及盆腔腹膜、直肠窝结节、大网膜，淋巴结转移癌（9/9），术后病理分期ⅢC期。术后于2000年1月开始予以紫杉醇+铂类化疗8个疗程，末次化疗为2000年10月，术后化疗2个疗程后CA125降至正常，此后定期复查。

初次化疗后4年8个月即2005年6月，外院复查CA125 88U/ml，CT：肝多发转移，腹主动脉旁多发淋巴结肿大，考虑肿瘤复发。于2005年7月开始予以紫杉醇+卡铂化疗7个疗程，末次化疗为2006年1月，化疗3个疗程后CA125降至正常，复查CT示肝结节明显缩小，腹主动脉旁淋巴结减小。化疗结束后定期复查，至今（2012年8月）未见异常。

病例三　远期复发的患者

女性，35岁。治疗经过如下：

初次就诊：2003年3月因盆腔包块行卵巢癌减瘤术，术后病理分期为卵巢癌ⅢC期。术后化疗8个疗程，末次化疗于2003年11月结束。

第1次复发：距上次治疗6个月后（即2004年5月），CA125数值上升，CT提示左侧盆腔淋巴结肿大，可疑转移。观察2个月后，于2004年8月入院，行第2次手术：盆腔肿大淋巴结切除+残存大网膜切除。术后病理：切除9枚淋巴结中有7枚发生转移。术后予紫杉醇+卡铂化疗6个疗程，末次化疗时间为2004年12月。

第2次复发：治疗后7年5个月，即2012年4月，CT提示腹膜后肿大淋巴结，可疑转移。再次手术探查发现仅左侧盆腔淋巴结肿大转移，余未见异常。行盆腔淋巴结切除术，术后病理证实为淋巴结转移。术后再次行紫杉醇+卡铂化疗6个疗程，CA125正常，无肿瘤存在征象，定期复查随诊，至今（2013年11月）1年余无复发。

病例四　卵巢上皮癌早期行保留生育功能手术且成功生育的患者

女性，22岁，已婚未育。2010年8月因“下腹痛2天、发热1天”到医院就诊。妇科检查发现盆腔包块13cm×8cm大小，CA125 57U/ml，在急诊行“腹腔镜下盆腔脓肿清除及左侧卵巢肿瘤剥除术”，术中见左侧卵巢肿瘤13cm×10cm×10cm，囊实性，多房，术中肿瘤破裂。

术后病理：左卵巢囊性区为浆液性囊肿，实性区为高分化腺癌，不除外为转移性，行胃镜及结肠镜、全消化道造影均未见异常。到肿瘤专科医院病理科会诊，外院病理示：左卵巢高分化腺癌。

2010年9月入肿瘤专科医院行剖腹探查+左附件切除+大网膜阑尾切除+右卵巢囊肿剔除术+盆腔及腹主动脉旁淋巴结清扫术+腹膜多点活检术，术中见：淡黄色腹水100ml，送腹水细胞学未见癌细胞，肝、脾、膈面光滑，大网膜未见肿瘤浸润，腹膜后可及多个肿大淋巴结，质中，活动，大者 2cm×1cm，右卵巢约 5cm×4cm×3cm 大小，其上可见一直径约 5cm 囊肿，左卵巢约 4cm×3cm×2cm，未见肿瘤。术后肉眼无残存肿瘤，术后病理：送检组织均未见肿瘤浸润，淋巴结为慢性炎。诊断：左卵巢高分化腺癌ⅠC 期。

术后予以紫杉醇+卡铂静脉化疗 4 个疗程，末次化疗为 2010 年 12 月 24 日，之后定期复查未见异常，患者于 2012 年 7 月足月顺利分娩一 4.25kg 健康女婴，目前母女平安。

病例五　首次铂敏感复发治疗后再次耐药复发的患者

女性，65 岁。因“腹胀半个月”于 2007 年 4 月 16 日查腹盆 CT：卵巢癌可能，大量腹水，胸水，（双侧）腹膜转移瘤，腹水细胞学见腺癌细胞，B 超引导下大网膜穿刺病理为腺癌。

2007 年 4 月 18 日至 5 月 9 日予紫杉醇+卡铂新辅助化疗 2 个疗程，2007 年 6 月 5 日行全宫双附件大网膜阑尾切除+减瘤术，术后病理双卵巢浆乳癌，累及子宫浆膜、左右宫旁及大网膜，手术病理分期：ⅢC 期。术后紫杉醇+铂类静脉化疗 5 个疗程，末次时间 2007 年 10 月 23 日。2009 年 5 月，复查腹盆 CT：肝内多发低密度灶，考虑转移，CA125 正常，予紫杉醇+铂类静脉化疗 8 个疗程，末次时间 2009 年 10 月 9 日。化疗后复查腹盆 CT 肝脏转移灶消失。

2010 年 3 月复查腹盆 CT：双侧结肠旁沟及肝右下缘低密度灶，CA125 34U/ml，考虑肿瘤复发，遂于 2010 年 4 月 28 日再次手术减瘤行腹盆腔肿瘤切除。术后予化疗数程，末次时间 2010 年 7 月。

2011年1月，距末次化疗不到6个月，查CA125 180U/ml，腹盆CT：盆腔腹膜及盆底多发肿物，予静脉化疗5个疗程，CA125缓慢下降，但未降到正常，之后重新上升，盆腹腔肿物较前仅略缩小。之后改方案化疗2个疗程后CA125继续上升，腹盆腔肿物继续增长，并出现腹水、肠梗阻，经对症支持治疗无效进一步恶化。

病例六　铂类原发耐药的患者

患者，女性，57岁。因“进行性腹胀1月余，发现腹水1周”于2011年5月住院。行腹水穿刺细胞学检查发现腺癌细胞，腹部CT提示双侧卵巢癌可能伴腹腔广泛转移，大量腹水。CA125 374U/ml。拟诊“恶性腹水：卵巢癌可能性大”。

2011-5-31始予紫杉醇+卡铂化疗3个疗程，末次化疗时间2011-07-15。化疗后腹胀较前缓解，CA125由化疗前374U/ml降至194.1U/ml，但复查CT示盆腹腔肿瘤大小变化不大。2011-8-11行剖腹探查术。术中见腹腔粘连严重，肝、脾、膈表面广泛肿瘤组织，肠系膜受肿瘤浸润变硬，肠活动受限，肠管表面散在硬结节，大网膜成硬饼状，左右卵巢增大与盆壁、子宫、乙状结肠粘连，盆腔腹膜弥漫分布小结节及成片硬性癌结节，回盲部肿瘤且阑尾包于肿瘤中无法分离，遂行子宫次全切除+双附件+大网膜切除。术后残存肿瘤>5cm，主要位于上腹部。术后病理示：双卵巢低分化浆液性乳头状囊腺癌，肿瘤累及双侧输卵管、膀胱腹膜反折、大网膜，细胞退变不明显，符合轻度治疗后改变。结合术前化疗前后CT对比及手术病理提示轻度治疗后改变，考虑肿瘤对化疗不敏感。术后又更改药物化疗6个疗程，末次化疗2012-01-31。化疗后CA125缓慢下降至83U/ml，但始终未降至正常范围。之后患者因化疗反应重无法继续化疗，CA125持续上升，2012 年 4 月上升至 450U/ml，腹盆 CT 示盆腔腹膜、双侧结肠旁沟腹膜肿瘤转移，腹水较前增多。同时患者出现腹胀伴恶心、呕吐，再次住院，考虑“肿瘤导致肠梗阻”。经积极对症支持治疗后，病情继续恶化。

病例七　反复多次敏感复发经治疗获长期生存的患者

女性，42 岁。1997 年 10 月因“盆腔包块”在外院行全宫双附件切除术，术后残存肿瘤位于阴道后壁。术后病理：双卵巢中分化腺癌。术后化疗 3 个疗程，但 CA125 仍高于正常。遂就诊肿瘤专科医院，行补充手术切除残存大网膜、阴道残存肿物，并行盆腔淋巴结清扫，术后继续紫杉醇+铂类化疗 8 个疗程，末次化疗时间：1999 年 3 月。

第 1 次复发：2000 年 8 月底复查发现 CA125 上升，腹盆 CT：盆腔左侧 5cm 结节。此时距末次化疗间隔 1 年 5 个月。入院行盆腔肿物切除，术后病理：分化差的腺癌。术后予紫杉醇+卡铂化疗 4 个疗程，末次化疗时间：2000 年 11 月。

自 2000 年 11 月至 2008 年 5 月，患者共复发 5 次，每次复发时间间隔 8~15 个月不等。每次复发后行化疗，疗效较好，肿瘤消失，CA125 下降至正常范围。于 2008 年 12 月结束化疗。

2010 年 3 月：间隔 15 个月后，复查腹盆 CT：双髂外多发肿大淋巴结，肝脏转移瘤，CA125 升高，遂行紫杉醇+卡铂化疗 1 个疗程。因化疗后 CA125 继续上升，于 2010 年 4 月行肝部分切除术+盆腔**淋巴结清扫术**，术中切除全部肉眼可见肿瘤。术后病理结果：肝转移癌。术后参照抗肿瘤药物体外敏感试验结果，并结合患者既往治疗史，选择吉西他滨+顺铂静脉化疗 2 个疗程。因患者难以耐受化疗的消化道及**骨髓抑制**等副反应，坚决要求停止化疗，末次化疗：2010 年 5 月。

2012 年 5 月：即距上次化疗间隔 24 个月，PET-CT：肝肾间腹膜结节，可疑转移，CA125 升高。患者经再次化疗好转，至今生存已 10 余年。

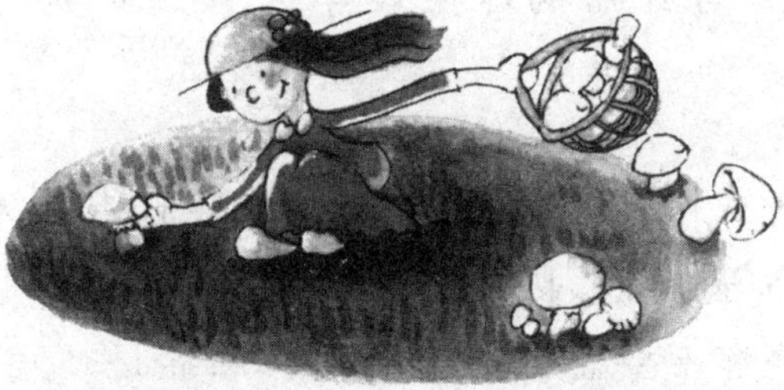

十一、名家谈肿瘤

增强“自我科学抗癌”意识

陆士新，著名肿瘤病理生理学专家，研究员，中国科学院院士

癌症已成为我国人群死因的首位，具有发病率高、死亡率高、治疗费用高等特点，因此，人们“谈癌色变”。目前，学术界普遍认为对癌症不要恐惧而要防治，癌症是“可防可治”的。肿瘤防治的关键仍然是要坚持以人为本、自我抗癌，实施预防为主、防治研相结合，大力做到肿瘤防治“三早”，即早期预防、早期诊断和早期治疗；“三早”是癌症“可防可治”的核心和基础。世界卫生组织也强调：三分之一的癌症是可以预防的，三分之一的癌症患者通过早期诊断并得到合适的治疗是可以治愈的；三分之一的癌症患者通过治疗，可以减轻痛苦，延长生命。人群的自我抗癌意识和信念至关重要，因为如无自身防癌意识，接触致癌因素而不自知，一旦患上癌症已成晚期，延误了病情。

控制癌症应当以早期预防为主，我们究竟应该怎样做才能实现“三早”呢？首先，我们要积极增强“科学自我抗癌意识”，注意在生活中远离致癌因素，并积极做到合理营养、适当运动、戒烟限酒、心理平衡等健康生活方式，自我预防癌症发生。近二十几年来，在我国食管癌、肝癌、胃癌等肿瘤高发区所进行的病因学调查研究的基础上，开展了国际上最先进的大规模人群预防研究，现在已取得可喜的成果，树立了癌症“可防”的典型，

并增强了我们对癌症可以预防的信心。

癌症的发生发展是多阶段逐渐演变的过程，在癌前病变和早期癌阶段就进行治疗是可以不发生癌症或可以被治愈的。什么是癌前病变呢？癌前病变是指人体组织中某些细胞在人体内外环境中的物理、化学、生物以及慢性炎症等刺激因素长期不停地作用下，细胞形态和分子组成发生有变成癌趋向的病理变化，再经过一段时间后，这种病变的一部分或少部分可能发展演变成癌。但是，癌前病变患者在去除物理、化学、生物以及慢性炎症等刺激因素，或给予医学干预（治疗），癌前病变可以被逆转为正常。“癌前病变”发展成侵袭性癌的过程一般需要 10 年左右的时间。如在林县我们发现食管上皮重度增生的人，经增生平治疗可以逆转为正常，成功阻断了重度增生上皮演变成癌。因此，预防及治疗癌前病变，对预防肿瘤有着积极意义。

癌前病变和器官组织的炎症与不典型增生密切相关，炎症往往伴随细胞重度增生（不典型增生，原位癌），我们已知的一些病变如：食管上皮重度增生、胃的瘢痕性溃疡、萎缩性胃炎、胃息肉、慢性支气管炎、肝细胞不典型增生、宫颈糜烂或息肉、乳房囊性腺病、乳腺导管内乳头状瘤、溃疡性结肠炎、结肠腺瘤及结肠息肉、膀胱黏膜上皮增生及化生、鼻咽部柱状上皮及不典型化生等都可视为癌前病变，上述的癌前病变的长期存在与发展就可能转变为癌症。因此，个人应积极治疗器官组织的炎症和严重增生性疾病是预防癌症的重要措施。

在生活中，我们究竟应该怎样做才能实现肿瘤的“早期发现，早期治疗”呢？首先，进行自查，要早期发现癌瘤，除医生的检查外，自我检查也是非常重要的。如乳腺癌等往往是自查发现肿块的，所以要经常进行自我检查。除自查外，要重视每年正规体检，体检也是“早期发现”癌瘤的重要途径。癌瘤“早期治疗”是非常重要的，它直接影响患者的生存；有研究表明：

肿瘤大小与手术后生存率密切相关，肿瘤直径越小相对生存率就越高，肿瘤直径越大相对生存率就越小。一旦发现肿瘤应及早到医院进行规范化治疗。但治疗肿瘤也不是什么治疗手段都用上才好，要防止“过度治疗”。

普及癌症知识是预防癌症的重要手段。在癌症防治工作中，要有更多的有关癌症方面的科学普及读物问世，以利于群众增强“自我科学抗癌”意识，来改变癌症不可预防和无法治疗的观点，并积极行动起来，做到“三早”，控制和预防癌症。

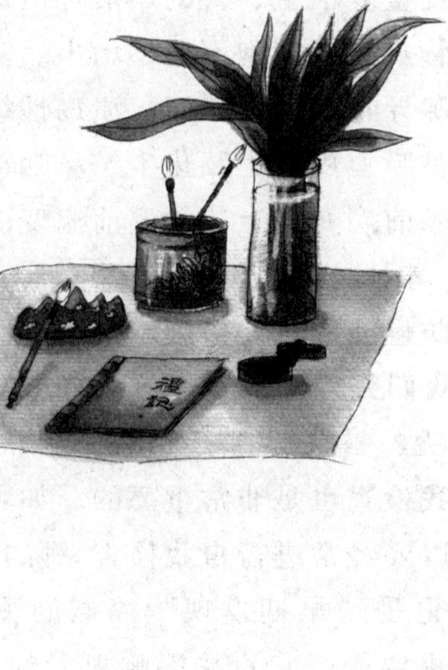

五十年来我国肿瘤防治工作的发展和体会

孙燕，著名肿瘤内科学专家，主任医师，中国工程院院士，中国医学科学院中国协和医科大学名医

回顾半个多世纪我国临床肿瘤学的发展，真有些沧桑之感。新中国成立初期，由于当时卫生的状况，肿瘤学不被重视。直到建国10年以后我国才开始重视肿瘤问题，并启动了比较全面的规划、建设和研究。我有幸在1959年调入肿瘤医院（当时称日坛医院），正好参加我国几位临床肿瘤学元老，吴桓兴教授（时任中国医学科学院肿瘤医院院长）、金显宅教授（时任中国医学科学院肿瘤医院顾问）和李冰教授（时任中国医学科学院肿瘤医院党委书记兼副院长）的领导下对我国临床肿瘤学的发展进行的讨论，并制定了以综合治疗为模式的发展方向。随之，就临床肿瘤学发展达成4项共识，即预防为主、中西医结合、基础研究与临床研究结合、综合治疗。虽然在今天，综合应用现有手段诊断、防治肿瘤已经深入人心，为国内外学术界所接受，但是这在当时的条件下就能准确把握总攻方向还是难能可贵和具有远见的。

在十年浩劫中肿瘤工作受到极大破坏。人员被下放，甚至连苦苦积累的病理标本都被埋掉。但在1972年周恩来总理冲破“四人帮”的阻挠，对肿瘤工作做出了重要指示：肿瘤是多发病、常见病；应当深入调查摸清我国的发病情况，并采取预防措施；结合我国具体情况和实践经验编写我国自己的参考书；大力开展高发区研究等等，明确了我国肿瘤学前进的方向，也成为我们开展工作的重要指导原则。

改革开放以后，我国临床肿瘤学事业得到了飞速的发展，各省市都建立了肿瘤医院，很多综合医院也成立了肿瘤科，研究工作也得到发展。

肿瘤内科治疗也已经有了很多进展，相当多的常见肿瘤，如滋养细胞肿瘤、急性白血病、睾丸肿瘤等，已经可以通过内科治疗达到根治；另一些常见肿瘤，如乳腺癌、肺癌、大肠癌、胃癌和骨肉瘤等，内科治疗也都占有相当重要的地位。此外，我们在肿瘤治疗理念方面已经有了很大进步，例如多种方法和途径的综合治疗、加强预防术后播散，特别是远处转移的内科辅助治疗研究、重视生存率和生活质量的提高等。

近10年来，不断有新的针对肿瘤受体、调控和生长关键基因的靶向药物问世，从分子、受体、信号传导等方面的研究把病因、预防和治疗很好地连贯起来。分子靶向治疗虽然在现阶段还不能完全替代传统的手术和放化疗，但其重大意义在于可以使治疗更具靶向性，更好地实现治疗个体化。而根据肿瘤的分子靶点决定治疗方案的策略与我国传统医学理论中的“辨证论治”和“同病异治、异病同治”不谋而合。靶点的诊断必然会成为未来肿瘤诊断以及个体化治疗方案制订的必要步骤。对患者的靶点监测也应该受到重视。

我们已经开始思考什么是我国临床肿瘤学的特点，其中包括：中西医结合，辨证论治——提高预见性；同病异治、异病同治——实现有的放矢；循证医学、规范化、个体化；扶正祛邪——重视宿主情况、基础疾病、免疫和骨髓功能重建等；治未病——重视预防、重视防止复发；以人为本——重视生活质量和远期结果等等。

最近，美国著名临床肿瘤学家 DeVita 在一篇题为“癌症研究200年”的文章中系统复习了有关肿瘤诊疗的进展情况。可以看出近百余年来人们对肿瘤的认识已经有了长足的进展和提高。在20世纪70年代由于综合治疗，儿童期白血病和霍奇金病的疾病特异性死亡率开始显著下降。在引入常见癌症（例如乳腺癌和结肠癌）的更好早期诊断和预防措施以及有效辅助治疗之后不久，总死亡率开始下降。所有癌症的5年相对生存率在通过《国家癌症法案》之前的20世纪60年代末为38%，而现在为68%。在美国，癌症总死亡率从1990年开始下降，自此以后总体已下降24%。对2015年的直线推测提示，癌症死亡率的总绝对下降将约为38个百分点。所以，我们对制服肿瘤的前景应当是乐观的，但这无疑需要几代人艰辛的努力。

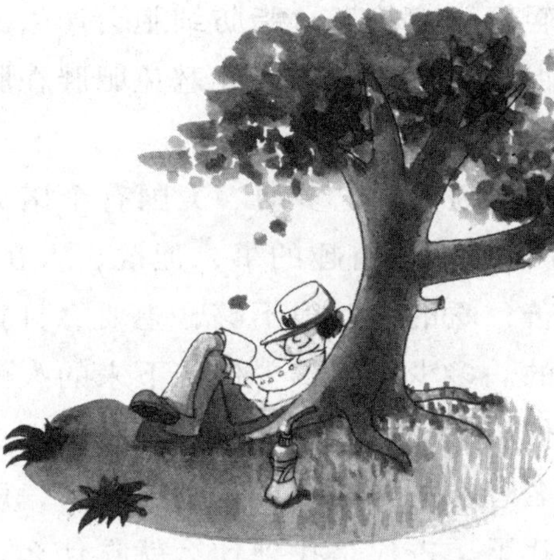

少吃多动　预防肿瘤

程书钧，著名实验肿瘤、肿瘤化学和遗传毒理学专家，研究员，中国工程院院士

科学研究表明，终身维持健康的体重是预防肿瘤最有效的措施之一。超标体重和过于肥胖，会促进某些肿瘤发生，包括食管癌、胰腺癌、结直肠癌、肾癌、子宫内膜癌和绝经后的乳腺癌。肥胖是这些肿瘤发生的非常重要的促进因素。肥胖和体重超标还会增加许多慢性病（如高血压、脑卒中、冠心病和 2 型糖尿病）发生的机率。肥胖会影响许多激素和生长因子的水平，肥胖人群胰岛素样生长因子 1、胰岛素和瘦素水平均升高，性激素在肥胖相关肿瘤中也起重要作用，因为脂肪组织是性激素合成的重要场所，性激素水平过高可使子宫内膜癌和绝经后的乳腺癌发病率增高。肥胖者常伴有轻度炎症状态，脂肪细胞会产生一些促炎性因子，而慢性炎症会促进肿瘤发生。因此避免肥胖在肿瘤预防中占有重要地位。

如何避免肥胖？关键在少吃多动。美国有个诺贝尔生理和医学奖获得者 Brenner 讲过一段有趣的事，他说，人在古代的时候，因为生活环境很艰苦，吃的东西很不够，主要靠打猎为生，所以他老是到处要找吃的。多少年、多少代传下来的人就是那些有很强吃的欲望的人，他们下丘脑逐渐形成老想吃的兴奋灶，这就是我们现代人为什么老想吃的原因。可是到了今天，诸位吃东西用不着像古代那样去找了，古代是找到什么就吃什么，现在你家里伸手就拿得到东西吃，可是我们大脑的兴奋灶还在那里，还叫我们吃、吃、吃，其实你肚子一点都不饿，只是为了满足这个兴奋

灶，你就老要吃，没有事的时候要吃，看电视也要吃，造成你营养过剩。储存过多的营养的最佳方式就是把它转化成脂肪（而不是蛋白质和碳水化合物），这种储存的能量可以很好去应对饥饿，这在古代艰苦的条件下是十分必要的，因此，过度营养转成脂肪而导致肥胖也是进化选择的结果。

导致超重的原因除吃的过多外，另一个原因就是体力活动太少。因此，合理必要的体力活动是极其重要的。研究表明，合理的体育活动，对预防和降低结直肠癌、乳腺癌、子宫内膜癌、胰腺癌、肾癌等都有良好作用。少吃多动，保持健康的体重和避免肥胖能预防和降低包括肿瘤在内许多慢性代谢疾病的发生，这是有深刻的科学道理的，是迄今为止科学上证明了的最有效的办法。人们生来就有点爱吃不爱动，我们懂得上述的科学道理后，就需反其道而行之。为了你的健康，预防肿瘤，少吃多动。

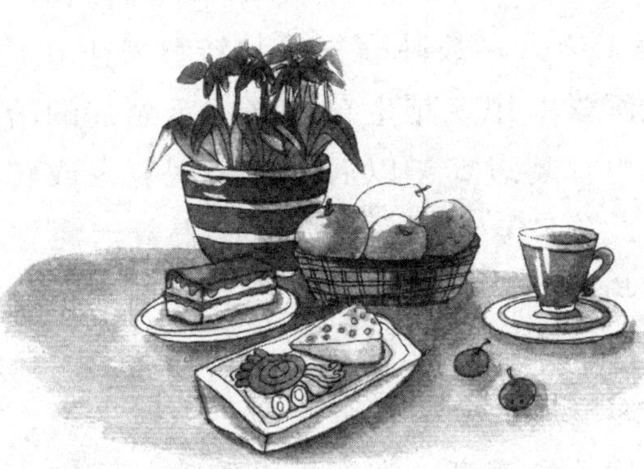

对癌症治疗的一点看法

殷蔚伯，著名肿瘤放射学专家，主任医师，中国医学科学院肿瘤医院放射科首席专家

一、癌症不再是不治之症

20世纪初肿瘤患者的5年生存率只有5%，身患恶性肿瘤几乎就等于死亡，因此人们谈癌色变。为此，人类开始致力于攻克肿瘤的研究，由于诊断及治疗技术的改进与发展，癌症患者的5年生存率在不断地提高，20世纪30年代为15%，60年代为30%。近半个世纪以来，随着CT、MRI、PET-CT等各种诊断设备与技术的应用与提高，促进了对肿瘤的早诊、早治；同时在治疗方面，无论是手术、放射治疗还是药物治疗都有了飞速的发展，至20世纪90年代肿瘤患者的5年生存率提高到45%。2012年美国癌症协会发表统计报告显示：1975~1995年间在美国确诊的癌症患者治疗后5年生存率为49%，而到2001~2007年提高至67%。由于绝大多数肿瘤复发与转移发生在癌症诊治后的5年以内，因此医学上用5年生存率来表示癌症的治疗效果。对肿瘤患者来讲，生存超过5年以后再次出现复发或转移的机率就已经很低了，因此，5年生存率常常也代表着治愈率。现在我国诊治癌症的水平与国外大体相当。我们有理由相信癌症的治疗结果将来会更好。所以说癌症不再是不治之症。

不同部位的癌症治愈率有所差别，一般来说，表浅的癌症较深部脏器的癌症治愈率高，如女性乳腺癌、子宫颈癌、男性前列腺癌等治愈率高，而肺癌、胰腺癌等的治愈率相对较低。同一种癌症的早期与晚期的治愈率也不一样。早期乳腺癌、子宫颈癌、

男性前列腺癌等患者的5年生存率可达90%以上，显著高于晚期患者；即使是**预后**差的如肺癌、食管癌也同样是早期患者的生存率显著高于晚期。所以我们倡导早期发现、早期诊断、早期治疗。当有异常发现时应尽早去医院检查。现在不少医院开展了防癌普查服务，可定期去检查。

二、癌症不是急诊

著名的肿瘤学家吴桓兴教授不断的告诫我们癌症不是急诊，他的意思是不要一诊断癌症就仓促治疗，而是强调在治疗前应进行必要的检查，制订周密的治疗方案。因为癌症的首程治疗至关重要。首程治疗不当，往往很难补救。他形象地比喻为就像剪裁衣服一样，裁的不好，很难补救。当然，患者被诊断出癌症后必然很着急，但要沉着，进行必要的检查，有时需要多学科的会诊后再进行治疗。精心地战前准备是取得胜利的重要保障。

三、现代的肿瘤放射技术

放射治疗学发展虽然已有100余年的历史，但较医学发展史而言，其历史短，不为人们所熟知。作为一名放射治疗科的医生，我愿意介绍一下现代的放射治疗学。放射治疗主要用于治疗恶性肿瘤，是治疗恶性肿瘤的三大主要手段之一（即手术、放射治疗及药物治疗）。早期放射治疗是通过放射性同位素^{60}钴产生γ射线或由直线加速器产生高能X射线和电子线来完成，也叫二维放射治疗技术，照射范围只能产生不同大小的长方形和（或）正方形**照射野**。但肿瘤生长的范围并不规则，放射治疗在杀灭肿瘤的同时，大量的正常组织也受到损害，导致了相应的放疗并发症。同时，为了避免对正常组织及器官产生不能接受的并发症，有时不得不减少照射剂量，致使肿瘤局部控制率下降或照射治疗后肿瘤复发率增加。

由于影像技术及电子计算机的发展，放射治疗从二维走到三维及四维治疗技术，即三维适形放射治疗、调强放射治疗、影像引导下放射治疗及自适应放射治疗等。换句话说，更准确、更精确的照射，能更好地照射肿瘤、同时更少地照射周围正常组织，其结果是提高肿瘤的治愈率，降低对正常组织的副反应。这些新技术的优势在一些肿瘤的治疗方面表现突出，如头颈部癌、前列腺癌等等。同时，这些新技术带来的是要在治疗前作更多细致的工作，如先行CT（或PET-CT）定位，在CT图像的每一层面上勾画肿瘤及一些正常器官，要用计算机软件即治疗计划系统计算出最合适的方案，因而放射治疗准备的时间相对较常规放射治疗长。近年来，发展的立体定向放射治疗，对一些小的肿瘤能治愈而无显著的副反应，如早期非小细胞肺癌等。但应该指出的是，如同所有的治疗方法一样，放射治疗也有其局限性，它也不能治疗所有癌症，需要结合每种癌症的特点，联合手术、药物治疗等方法综合治疗进一步提高疗效。

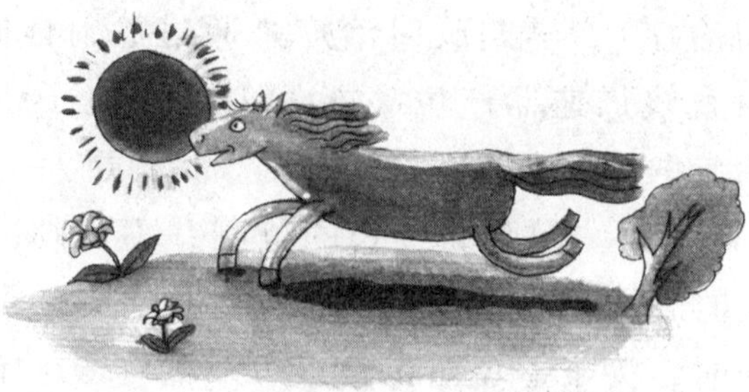

面对癌症作战的现代策略

储大同，著名肿瘤内科学专家，主任医师，中国医学科学院肿瘤医院内科首席专家

一、癌症的发生发展规律

在我们每个人的身体里，实际上都存在着不同的突变细胞。一旦身体的免疫监视功能不能发现、攻击这些突变细胞的时候，它就会由一个变两个，两个变四个，四个变八个，呈指数级增长，在很短的时间内就能变成肿瘤。直径 1.5 厘米的一个球形结节就已含有 35 亿癌细胞（3.5×10^9）了。这时候就可以被螺旋 CT、核磁共振扫描、PET/CT 等先进的仪器发现了。大家想想 35 亿癌细胞是个很大的数量！一些患者来就诊时已是癌症晚期，肿瘤细胞的计数远远超过这个数量，甚至能按斤计，肿瘤细胞数长到 12 次方，人就牺牲了。我们平常治疗肿瘤怎么治？早期可以切除，争取治愈。但当肿瘤细胞数量到 11 次方时已经转移得到处都是，没有切除的机会了。这时就应该使用有效的全身治疗手段，如化疗、靶向治疗、生物免疫治疗等，把肿瘤细胞的数量杀到 10^9数量级以下，再想法不让它抬头。如果原发肿瘤在肺，我们称之为肺癌，可能转移到肝脏，也可能转移到骨头、转移到脑部。但是这里应该走出一个误区，癌细胞转移到肝脏的时候不能叫肝癌，只能说是肺癌的肝转移，以此类推。转移到全身各处以后，癌细胞总数量达到 11、12 次方时那是非常晚期的，因此，我们特别强调，肿瘤要早期发现，早期治疗。

二、不要谈化疗就色变，你有机会重振免疫力

一旦到了晚期，是否就完全不能治愈，就只能放弃了？当然

不是！其实，得了肿瘤，打仗的战略设计非常重要！怎么掌握好治疗手段-肿瘤组织-机体免疫力的三点平衡是一个极其重要的方面。很多人一听化疗都谈虎色变，觉得不能做。实际上我们要分析，肿瘤能够抑制机体免疫功能，肿瘤发展得越严重越抑制免疫功能！反过来，免疫功能提高了也能抑制肿瘤。比如放疗和化疗，既能够攻击肿瘤，对自己的免疫功能也是打击。所以治疗中机体的免疫功能跟治疗手段、肿瘤之间是三点平衡的关系。你不能光看放、化疗对身体的伤害。肿瘤被消灭以后，肿瘤对免疫功能的抑制就自然而然解除了。而放、化疗结束后它们对免疫功能的伤害也立即解除。所以我们任何一位患者在治疗时一定要把三点平衡的关系分析好。手术作为重要的治疗手段把肿瘤的大本营切掉，肿瘤细胞的数量急剧下降，对免疫功能的抑制一下子就被解除了。这时候再用放疗、化疗，进一步消灭残存肿瘤，虽然对免疫功能可能造成一定程度的暂时性抑制，但把肿瘤消灭以后，使肿瘤细胞的数量更进一步减少，这样肿瘤对免疫力的抑制更进一步得到解放。细细掂量如果用各种手段把转移灶中癌细胞总数减少到3.5×10^9以下，身体是完全有机会恢复免疫功能的！

三、利用高科技时代优势与肿瘤长期和平共处

对癌症作战的现代战争是建立在常规武器和信息网络系统高度协同配合的战略设计之上的。即科学合理地将手术、化疗、放疗与生物靶向治疗、免疫治疗、中医药治疗等有机地结合，达到全歼肿瘤并长期压住肿瘤的发生细胞（干细胞），使其永不抬头。之所以很多人的晚期肿瘤被治愈，就是因为将肿瘤细胞数量消灭到35亿左右后，再通过各种手段压住肿瘤干细胞并将免疫功能恢复到患肿瘤之前的状态。这时候残留肿瘤细胞的数量和机体免疫功能实际上已经达成了一个新的平衡状态。而这种平衡状态，在分子靶向治疗的时代，你如果有能力、有信心去努力，在医生的帮助下是完全可以争取实现的。也就是说，到那时你的机体与肿瘤已经成了长期和平共

处的双方，而这种状态经过努力完全可能持续一辈子。

分子靶向治疗是近年来的新生事物。由于科学家们发现了很多癌基因能驱动肿瘤的生长，因此就把它们叫做驱动基因。可喜的是也有很多新药能针对这些基因起到抑制作用，有效率都能在50%~70%，控制率都能达到80%~95%，均远远超过化疗。目前临床常用的分子靶向药物也已经有十几种。即使没有驱动基因存在的肿瘤，用一些影响微环境的靶向药物把它们的信号传导通路阻断，也能配合化、放疗作战而大大提高它们的疗效。

国际上有资料显示有些老人去世时不是因为肿瘤死亡，而是因为糖尿病、心血管疾病等原因。但在做尸检时却发现这些老人中很多人患有乳腺癌、前列腺癌等恶性肿瘤，但他们并不是死于癌症，而是死于其他疾病，这些人体内的癌细胞恰恰处于35亿左右的数量。这说明什么问题呢？说明他们生前有能力长期与这些癌症抗衡，达到一辈子和平共处的目的。在当代高科技发展的分子靶向治疗时代，就更具有做到这点的物质基础了。展望未来，让谈癌色变即将变成历史吧。

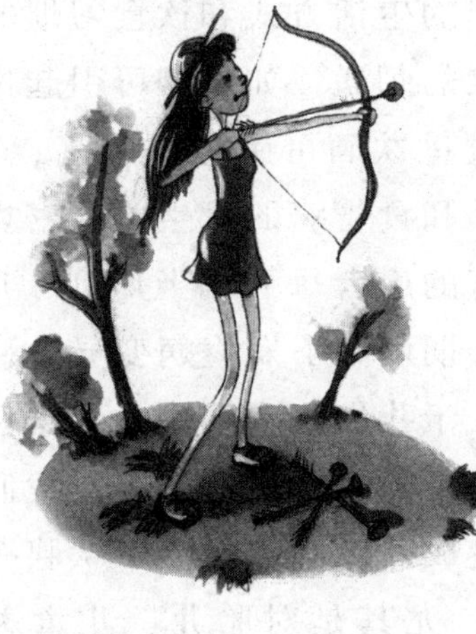

防治肿瘤，从改变自己做起

唐平章，著名头颈肿瘤外科专家，主任医师，中国医学科学院肿瘤医院前院长

说起肿瘤，大家心里不免咯噔一下，说是“谈癌色变”恐怕也不为过吧。虽然目前对肿瘤的诊治水平已经有很大提高，总体上一半以上的恶性肿瘤患者能够被治愈，但离彻底攻克它还有很长的路要走。下面结合我个人30余年的临床经验，就肿瘤预防、诊治谈一些自己的看法。

肿瘤有恶性和良性之分，良性肿瘤一般不会对生命造成太大损害，恶性肿瘤也就是我们通常说的癌症。癌症是人体生长到一定时机体细胞发生转化引起的肿瘤，生长不受限制而且容易出现转移，即使治疗后也可能复发。癌症病因复杂，其发生有些协同因素，它们或单独引起或加速癌症的发生。这些因素包括烟酒刺激、电离辐射、不当的生活方式和饮食习惯等。预防癌症的第一步就是减少这些因素的刺激。如吸烟可引起口腔癌、喉癌、肺癌等多个脏器肿瘤，过量饮酒可引起口腔癌、下咽癌、食管癌等，而长期食用腌制食品和食管癌的发生关系密切。特别是大量烟酒刺激，临床上可见有的患者每天喝半斤到一斤酒，吸1~2包烟。下咽和食管黏膜在长期刺激下发生病变导致癌症的多点发生。电离辐射虽然普遍存在于我们生活当中，如医院的X线检查、CT、核素扫描、家庭装修中的不合格石材等，我们也基本上不会想到过多接触会对自身造成什么影响，但甲状腺癌、白血病的发生与它的确有明显关系，尤其是对胎儿、儿童影响最大。1986年，前苏联切尔诺贝利核事故就是个例证，事故发生后的二十年间，

该地区周边儿童的甲状腺癌发生率升高了几十倍。还有不良的饮食习惯，如吃饭太快、经常吃烫得食物、偏食、不爱吃水果等，均会对上消化道黏膜产生不良影响。预防癌症，还要保持健康向上的生活态度，经常锻炼身体，培养乐观的心态。积极乐观的情绪可以调节因压力而分泌的皮质醇和肾上腺素等激素的水平，增强机体免疫力。而有积极乐观心态的人身心更健康，死于心血管疾病的机率更低，肺部功能也更健全。预防癌症，应当定期体检，做到早诊、早治。有些癌症也有一定遗传性和家族性，癌症患者的子女较普通人得癌的机率更大，因此应当定期筛查，发现后尽早处理，治疗效果也会比较理想。

如果已诊断明确是癌症，应当如何应对呢，有四点建议提供给大家：

首先，建议初次就诊患者应当在有肿瘤治疗经验的正规医院就诊，切莫病急乱投医。对肿瘤的初次治疗十分关键，但由于国内医疗条件地区差异较大，不规范治疗屡见不鲜，患者可能因此而遭受多次治疗的苦痛，疗效一次比一次差。此外，误信游医、偏方、小广告，这些常常含有“包治”“不用手术、放化疗”“即刻缓解痛苦”“祖传秘方”等诱人宣传，经常散布于医院周围，不仅给上当者造成经济巨大损失，更重要的是贻误最佳治疗时机，早期变晚期，能治疗的变成不治之症。目前治疗肿瘤的主要方法包括手术、放疗、化疗、分子靶向治疗等，主要根据患者的个体状况，肿瘤的部位、类型、分期采用不同的治疗方法。如早期喉癌可采用单纯手术、单纯放疗或激光治疗的方法，而晚期喉癌应用手术和放疗相结合的综合治疗；绝大部分甲状腺癌可单纯手术治疗，无需放、化疗，如病变侵犯广泛时可在甲状腺全切除后行^{131}I核素治疗。不同肿瘤均有一定的诊治规范，我院的综合查房制度更加保证这些患者得到个体化、科学、合理和有效的治疗方案。综合查房制度是我院针对复杂、疑难或需要多学科共同讨论的病例，召集包括外科、放疗科、肿瘤内科、诊断科、病理科医师一起研讨确定治疗方案的查房制度，特别是针对像下咽癌、乳腺癌、肺癌等这些需要多学科综合治疗的病种，在查房过程中确定患者的肿瘤范围、手术切除范围、功能重建方法、放化疗时机等等，使得患者在开始治疗前就确定了完整的治疗方案。

其次，肿瘤患者治疗时应做好家庭内部计划，安排好人员和经济保障。治疗肿瘤时间短则一两周，长则数年，通常为1~2个月。治疗时应安排好家人进行照顾和护理，家人的陪伴和呵护也是对身心遭受癌症折磨患者的一种安慰。虽然说现在来看病不至于砸锅卖铁、出卖房子家当，全民医保也覆盖了中国90%以上的人口，但治疗肿瘤的费用在几千至数百万不等，诊断措施有廉、有贵，一些化疗药物每个疗程都在几万以上，对一个普通家庭也是一笔不小的花销，因癌致贫常有发生，所以应当根据患者家庭经济状况量力而行，不要影响家庭其他成员的基本生活保障，医生们也会根据患者家庭的实际情况制订相对合理的诊治方案。

再次，肿瘤患者治疗后应坚持定期复查，因为肿瘤治疗失败50%以上是因为复发引起，而复发多在治疗后的5年之内，部分复发患者还可通过治疗达到根治效果，因此建议治疗后1~2年内每3个月复查1次，2~5年内每半年复查1次，5年以上的患者每年复查一次，坚持严格的复查制度是提高治疗效果的另一保证。

最后，对于某些特定肿瘤，肿瘤患者应习惯和学会与瘤共存，调整心态，提高生活质量。临床表现最突出的是结节性甲状腺肿（良性），目前甲状腺肿瘤的发病率全世界都在升高，特别是结节性甲状腺肿，由于其生长缓慢，可以几年甚至几十年缓慢生长，对患者的生活及工作影响不大，而手术治疗又不易彻底切除，还存在复发可能，因此临床目前均建议观察，不必要手术。

患者应该调整心态，做到和肿瘤“和平共处”。另外，还有一些特殊类型的肿瘤，如腺样囊性癌，容易出现远处转移，也是生长缓慢，对放、化疗并不敏感，临床上尚没有行之有效的治疗措施，但肿瘤的发展非常缓慢，这段时间非常长，因此患者应当学会坦然面对，提高这段生活质量，千万不要自己吓唬自己。

总之，肿瘤的防治都要必须从改变自己做起，谚语说“自助者，天助之”也就是这个意思，不仅要保持乐观向上的心态，健康良好的生活方式，尽量节制烟酒等不良刺激，更要在患病后保持清醒的头脑，做好长期抗癌的准备，在正规的医院制订科学合理的治疗方案，并定期**随访**。相信这些措施一定能达到目前最好的治疗效果！

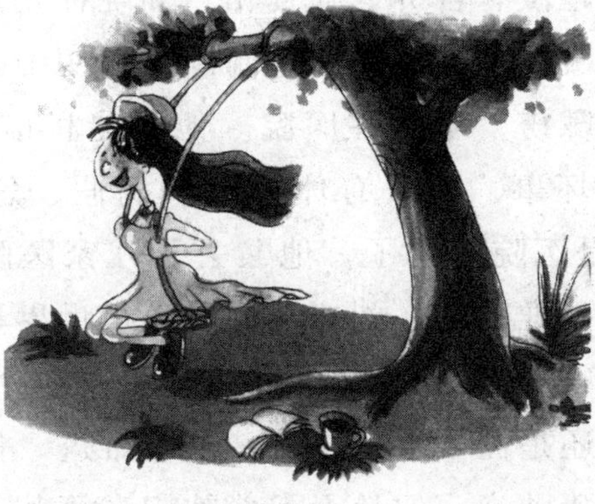

勇气创造奇迹　科学铸造明天

赵平，著名腹部肿瘤外科专家，主任医师，全国政协委员，中国医学科学院肿瘤医院前院长

刘晓林先生是一位优秀的教师，他培养的学生可谓桃李满天下。然而，这位受人爱戴的人却突遭横祸，使他陷入苦难之中。去年过生日，一杯酒下肚，刘晓林先生感到胃部灼痛。他的一个学生安排他去一家医院做检查，这位学生是这家医院的院长，为老师跑前跑后。做胃镜时发现老师的胃窦部有溃疡，**活检**病理证实是腺癌。尽管她没有告诉老师真相，刘晓林先生还是从那张苦笑的脸上发现了破绽。刘晓林先生偷偷从病例中看到那些可怕的字眼，犹如晴天霹雳，晕倒在医院。他不能相信自己得了癌症，他一生没有做过坏事，也没有休过一天病假，怎么会“突然得了癌症?”一定是医院搞错了。他又去了几家医院，医生们都说第一医院的诊断是准确的。刘老师顿时觉得世界马上陷入黑暗与恐怖之中。尽管家人苦苦相求、相劝，朋友送来的补品堆满房间，刘晓林先生还是惶惶不可终日，茶饭难进。他有时觉得如果不吃饭也许会饿死肿瘤，他整天抱着肿瘤书籍苦苦探寻，祈望找到治疗癌症的绝招。然而，他却始终没有听从医生的劝导去做手术治疗。表姐告诉他，“癌症一做手术就会扩散全身。你姐夫要是不做手术也不会死的那么快!”肿瘤医院门口有不少“热情的人”推荐治疗癌症的祖传秘方，他们许诺包管治好刘老师的病，还向他出示已经治愈癌症患者的心得体会。刘老师彻底迷茫了，在困惑中花掉几万块钱也没有觉得见效。有个得甲状腺癌的同学已经活了5年，在他的劝导下，刘晓林去青海的一个寺庙求助保

佑，据说不少癌症患者喝了那里的“圣水”后癌症消失了。折腾了几个月，有一天刘晓林发现大便呈柏油状，同时他感到心慌、气短，家人看他面色苍白，出冷汗，把他送进医院，送进手术室。手术中发现胃癌已经扩散，并转移到肝脏。最佳的治疗时机不幸被错过了。

导医的忠告：癌症的发病率受社会发展的影响在继续上升，尤其是人口老龄化和工业化进程导致癌症的新发人数与年俱增。当我们不幸患了癌症，重要的是不能被吓倒。癌症是可以治愈的，世界卫生组织提出40%的癌症通过早诊、早治可以治愈，可以长时间生存。因此，癌症不等同于死亡。刘老师如果得知患高血压、糖尿病，他不会面临天崩地裂的恐惧，更不会丧失理智乱投医。然而，值得注意的是现在癌症已经正式被列入慢性非传染性疾病的系列，说明许多人认为得了不治之症，被死亡的阴魂吓破了胆。美国发现在尸检时许多人患有癌症，生前没有症状或没有被诊断，说明即使身体内有肿瘤，与瘤共存也不是天方夜谭。癌症是恶魔，但是与其吓死，不如抗争求活。最近20年，恶性肿瘤的诊治有跨越式进步，放射治疗设备的进步使恶性肿瘤的放射更加精确和有效；放射治疗的治愈率不断提高。肿瘤内科治疗也努力规避化疗对于全身的副作用；靶向治疗的效果不断创造出惊人的奇迹。外科手术仍是肿瘤治疗的首选方案，外科对器官的人文保护使许多患者减少残疾和心理伤害。多学科的综合治疗使治疗的方案更加合理、更加有效。作为肿瘤专科医生，我们可以说许多肿瘤已经能够治愈。虽然，对于刚刚发现肿瘤的患者，医生常常按家属的意愿用善意的“谎言”掩饰病情真相；但是并不等于医生失去治愈的信心；我们的经验不仅已经可以让许多患者得到长期的生存，而且我们已经注意到关注肿瘤患者的生活质量。保留乳房的乳腺癌手术、保留肛门的直肠癌手术都已经在临床广泛应用。微创治疗也大大减少患者的创伤而达到治疗的效果。北京的抗癌乐园有上万名会员都是癌症患者，他们不仅一起抗争癌症，而且他们还组织文艺活动、体育锻炼改善身体机能，调节心理状态，使越来越多的肿瘤患者赢得生存，也享受了生存的质量。抗癌是一场没有硝烟的战争，争取活下去，能够赢取第二次生命的人就是英雄。勇气创造奇迹，科学铸造明天。

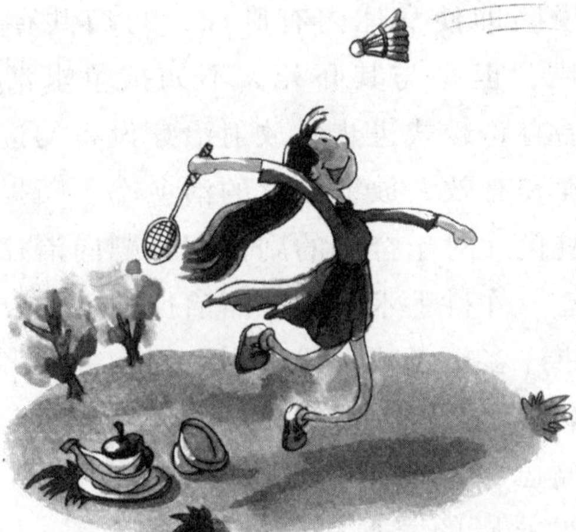

十二、名词解释

1. **备皮**：手术前将手术部位按要求剃除体毛及清洁局部皮肤，以减少术后感染的机会。

2. **表皮生长因子受体（EGFR）**：指正常上皮细胞/或来源于上皮组织的肿瘤细胞表面表达的一种蛋白质。它与血液中或肿瘤细胞自身分泌的一种叫做表皮生长因子的物质具有配对结构，能被表皮生长因子识别并和它结合，因此叫做表皮生长因子受体。

3. **冷冻检查**：又称冷冻切片检查，即手术中将切下的组织经低温快速冷冻后行快速病理检查，是绝大多数疾病在手术中明确诊断的方法，大约30分钟即可出结果。

4. **肠道准备**：检查或治疗前需要做肠道的清洁准备工作。

5. **肠屏障功能**：是指肠道上皮具有分隔肠腔内物质，防止致病性物质侵入的功能。正常情况下肠道具有屏障作用，可有效地阻挡肠道内寄生菌及其毒素向肠腔外组织、器官移位，防止机体受内源性微生物及其毒素的侵害。肠道除消化吸收功能外，其功能完整的黏膜屏障可防止细菌入侵，也防止吸收毒素。

6. **常用抗心律失常药物**：有奎尼丁、普鲁卡因胺、普罗帕酮（心律平）、维拉帕米（异搏定）、普尼拉明（心可定）、阿替洛尔（氨酰心安）、氧烯洛尔（心得平）等。

7. **触诊**：医生用手指或触觉为患者进行体格检查的方法。

8. **电解质紊乱**：是指血液中的离子，如钾、钠、碳酸氢盐、钙、镁、磷、氯出现异常升高、降低或比例失衡。出现电解质紊乱后患者会出现一系列不适症状。

9. **放射性浓聚**：指病变部位摄取放射性药物高于正常组织。

10．非实体肿瘤： 经影像学检查及触诊无法看到或扪及到的肿瘤，如白血病等。

11．分子影像学： 是近年来出现的交叉学科，它将分子生物学和影像医学有机结合，在分子及细胞水平研究疾病的发生、发展、转归。

12．芬太尼族： 包括芬太尼、阿芬太尼、苏芬太尼和瑞芬太尼等药物。

13．辐射损伤： 指由电离辐射所致的急性、迟发性或慢性的机体组织损害。

14．富含维生素 B_{12} 的食物： 包括肉类食物，但植物性食品中基本不含维生素 B_{12}。

15．富含维生素 B_1 的食物： 有豆类、坚果类、芹菜、瘦肉、动物内脏、小米、大白菜、发酵食品等。

16．富含维生素 B_2 的食物： 有动物内脏、猪肉、小麦粉、大米、黄瓜、鳝鱼、鸡蛋、牛奶、豆类、油菜、菠菜、青蒜等。

17．富含维生素 B_6 的食物： 有鸡肉、鱼肉、牛肉、燕麦、小麦麸、麦芽、豌豆、大豆、花生、胡桃等。

18．富含维生素 C 的食物： 主要是新鲜的蔬菜和水果，如西红柿、青菜、韭菜、菠菜、柿子椒、柑桔、橙子、柚子、红果、葡萄等。

19．富含维生素 E 的食物： 有各种油料种子及植物油，如麦胚油、玉米油、花生油、芝麻油、豆类、粗粮等。

20．富含维生素 K 的食物： 有牛肝、鱼肝油、蛋黄、乳酪、海藻、菠菜、甘蓝菜、莴苣、香菜、藕等。

21．干性脱皮： 是指皮肤的轻度放疗反应，表现为受到照射部位的皮肤出现鳞屑样的表皮脱落，脱落处皮肤干燥，没有渗出。

22．高蛋白、易消化和易吸收的食物： 主要包括巧克力、酸奶、蛋白粉、豆腐、鱼肉等食物。

23. **高危因素：**是指患某种疾病危险性高的因素，该因素与疾病的发生有一定的因果关系，当消除该因素时，疾病的发生机率也随之下降。

24. **根治性放射治疗：**能达到治愈肿瘤的目的，患者接受放射治疗后有希望获得长期生存的结果。

25. **功能影像学：**可以评估脏器某些功能的影像学检查手段，如 PET-CT 等。

26. **骨髓抑制：**是指骨髓中的血细胞前体的活性下降，导致外周血细胞数量减少，是化疗药物的常见毒副反应。实验室检查表现为白细胞减少、血红蛋白降低、血小板减少。

27. **过敏反应：**是指已免疫的机体在再次接受相同物质的刺激时所发生的反应。反应的特点是发作迅速、反应强烈、消退较快。表现为胸闷、心悸、呼吸困难、瘙痒、皮疹等。

28. **含钾食物：**含钾丰富的水果有草莓、柑橘、葡萄、柚子、西瓜、香蕉、番茄、硬柿、龙眼、香瓜、枣子、橙子、芒果等。含钾比较丰富的蔬菜有菠菜、山药、毛豆、苋菜、大葱等。

29. **含维生素 A 的食物：**有动物肝脏、奶、胡萝卜、西红柿、柿子、鸡蛋等。

30. **含纤维素食物：**蔬菜类食物富含纤维素，如笋、辣椒、蕨菜、菜花、菠菜、南瓜、白菜、油菜等。

31. **含锌食物：**食物中含锌较多的有牡蛎、胰脏、肝脏、血、瘦肉、蛋、粗粮、核桃、花生、西瓜子等。

32. **荷瘤小鼠：**就是被移植了肿瘤的小鼠，即肿瘤小鼠模型。

33. **后装放疗：**主要用于针对宫颈癌、子宫内膜癌的放疗。先将布放射源的容器放入阴道、子宫或肿瘤内，再将放射源通过管子送入容器内而达到宫颈、子宫等部位进行的放射治疗。

34. **缓释制剂**：指口服后能够按照要求缓慢地非恒速释放药物，与相应的普通制剂比较，给药频率至少减少一半或有所减少，且能显著增加患者的顺应性或疗效的制剂。

35. **活检**：活体组织检查简称“活检”，是指应诊断、治疗的需要，从患者体内切取、钳取或穿刺等取出病变组织，进行病理学检查的技术。

36. **基础代谢**：指人在安静状态下的代谢状态。

37. **假阳性**：指由于多种原因造成将阴性结果误判为阳性，而假阴性则是指将真正的阳性结果误判为阴性。临床上应用的任何技术都很难做到100%正确，故偶尔会有假阳性或假阴性的结果。

38. **假阴性**：某项检查的结果实际上应该是阳性的，但由于操作、仪器、个人身体特性等原因导致结果呈阴性。

39. **禁忌证**：指不适宜于采用某种诊断或治疗措施的疾病或状况。

40. **巨噬细胞集落刺激因子**：是一种促进人体造血细胞增殖和分化的细胞因子，具有刺激粒细胞、单核巨噬细胞成熟，促进成熟细胞向外周血释放，并能促进巨噬细胞及嗜酸性细胞的多种功能。临床主要用于预防和治疗肿瘤放疗或化疗后引起的白细胞减少症、预防白细胞减少可能潜在的感染并发症，以及促进因感染引起的中性粒细胞减少的加快恢复。

41. **开放性手术**：即传统的开刀手术，用刀从身体表面逐层切开，显露要手术的部位，通常伤口较大，创伤也较大，瘢痕大。开放性手术是相对于腔镜手术来讲，腔镜手术伤口相对要小很多，愈合也较快，损伤小。

42. **抗血小板聚集**：是指有抗血栓形成的作用。

43. **空腔脏器**：是指管腔状的器官，脏器内部含有大量空间，如胃、肠、膀胱、胆囊等。

44. **控释制剂：**是通过定时、定量、匀速地向外释放药物的一种剂型，它能使药物在血液中的浓度恒定，没有波动现象，从而更好地发挥疗效。

45. **淋巴结清扫术：**指切除某种恶性肿瘤易于发生转移或已经发生转移的某部位淋巴组织及周围的脂肪、神经、血管等组织的手术。

46. **咯血：**是指喉部、气管、支气管及肺实质出血，血液经咳嗽由口腔咯出的一种症状。

47. **弥散性血管内凝血（DIC）：**是指在某些致病因子作用下凝血因子和血小板被激活，大量可溶性促凝物质入血，从而引起一个以凝血功能失常为主要特征的病理过程（或病理综合征）。在微循环中形成大量微血栓，同时大量消耗凝血因子和血小板，继发性纤维蛋白溶解（纤溶）过程加强，导致出血、休克、器官功能障碍和贫血等临床表现的出现。

48. **免疫组化：**是应用免疫学基本原理——抗原抗体反应，即抗原与抗体特异性结合的原理，通过化学反应使标记抗体的显色剂（荧光素、酶、金属离子、同位素）显色来确定组织细胞内抗原（多肽和蛋白质），对其进行定位、定性及定量的研究，称为免疫组织化学技术。

49. **脑水肿：**指由于某种致病因素导致的脑内水分增加、脑容积增大的病理现象。

50. **凝血功能：**人的血液有自动凝固的功能，如正常情况下人受到外伤导致出血时，血液会自动凝固而止血。而某些血液病患者，血液中的促进血液凝固的因子发生异常，可出现出血不能自止的情况。

51. **腔镜检查：**利用人体天然形成的通道或通过微小切口将特殊的腔镜器械导入人体内进行的检查，如膀胱镜检查、宫腔镜检查、腹腔镜检查等。

52. **乳糜漏：**颈清扫术后颈部负压引流量增多，颜色表现为乳白色液体。主要是颈段胸导管或右淋巴管破裂所致，以左侧多见。

53. **乳糜微粒：**脂类食物消化时形成外观混浊的一种白色或淡黄色混浊液，经肠道的乳糜管吸收，再由淋巴系统运送，经胸导管注入血循环。

54. **弱阿片类药物：**抗镇痛作用弱的阿片类药物，以可待因为代表。

55. **筛查：**是指通过询问、查体、实验室检查和影像学检查等方法对“健康人”针对某种或某些疾病有目的进行的检查，是早期发现癌症和癌前病变的重要途径。

56. **神经毒性：**通常是指药物的副作用。是指药物或治疗（如放射治疗）除了正常的治病作用外，对人体神经系统所带来的损伤。

57. **肾毒性：**临床表现轻重不一，轻度时可为蛋白尿和管型尿，继而可发生氮质血症、肾功能减退，严重时可出现急性肾衰和尿毒症等。肾毒性可为一过性，也可为永久性损伤。可导致肾毒性的常见药物有某些抗菌药、抗肿瘤药、解热镇痛抗炎药、麻醉药、碘化物造影剂、碳酸锂等。

58. **生化全套：**是指用生物或化学的方法来对人进行身体检查，生化全套检查内容包括：肝功能（总蛋白、白蛋白、球蛋白、胆红素、转氨酶）；血脂（总胆固醇、甘油三酯、高和低密度脂蛋白）；空腹血糖；肾功能（肌酐、尿素氮）；尿酸；乳酸脱氢酶；肌酸激酶等。

59. **生命体征：**是用来判断患者的病情轻重和危急程度的指征，主要包括有体温、脉搏、呼吸和血压，是维持生命基本征候，是机体内在活动的客观反应，是衡量机体状况的重要指标。

60. **生殖因素：**指月经初潮年龄、第一胎的生育年龄、未生育、产后未哺乳、月经周期短、绝经后雌激素水平高等。

61. **适应证**：指某一种药物或诊断治疗方法所能诊断治疗的疾病范围或疾病状态。

62. **随访**：指医生在对患者进行诊断或治疗后，对患者疾病发展状况、治疗后恢复情况等继续进行追踪观察所做的工作。

63. **听诊**：是医生用耳或听诊器来探听人体内自行发出的声音来判断是否正常的一种诊断方法。

64. **痛阈**：是指引起疼痛的最低刺激量。痛阈的高低因人而异，且受多种因素影响，比如年龄、性别、性格、心理状态以及致痛刺激的性质等。

65. **透皮给药**：是指将药物涂抹或敷贴于皮肤表面，并通过皮肤吸收药物的一种给药方法。

66. **望诊**：医生运用视觉，对人体以及排出物进行有目的地观察，以了解健康或疾病状态。

67. **围手术期**：是指从患者决定接受手术治疗开始，直至手术后基本康复的全过程，时间在术前5~7天至术后7~12天。

68. **胃肠道反应**：本书中胃肠道反应多是指化疗药物常见副作用之一，主要表现为食欲减退、恶心、呕吐、腹胀、腹泻等。

69. **误吸**：误吸字面上讲就是错误的吸入呼吸道。吸入物可以是液体、食物、异物等，如果手术，吸入物则是胃内容物，如胃液、食物等可因呕吐而被吸入呼吸道，造成呼吸道阻塞、吸入性肺炎，甚至窒息等严重后果。

70. **纤溶酶原激活物**：是由血管内皮细胞合成、分泌、不断释放入血液一种单链糖蛋白，是凝血系统重要的监测指标。人体血液中组织纤溶酶原激活物正常值为0.3~0.5U/ml（发色底物法）。其临床意义为：降低：提示纤溶活性降低。见于血栓前状态和血栓性疾病，如动脉血栓形成、深部静脉血栓形成、缺血性脑卒中等。升高：提示纤溶活性亢进，见于原发性和继发性纤溶亢进，如弥散性血管内凝血、急性早幼粒细胞白血病、肝病、冠心病、高脂血症、应激反应等。

71．纤维蛋白溶解系统： 血液凝固过程中形成的纤维蛋白被分解液化的过程称纤维蛋白溶解。纤维蛋白溶解的激活物（纤溶酶原和纤维蛋白溶解酶即纤溶酶）和抑制物以及纤溶的一系列酶促反应，总称为纤溶系统。

72．血管内皮生长因子（VEGF）： 是指一种能够刺激血管内皮细胞生长、形成新生血管的蛋白质。

73．血生化检查： 检测除血细胞外存在于血液中的各种离子、糖类、脂类、蛋白质以及各种酶、激素和机体的多种代谢产物的含量的检查。

74．严重血液学毒性： 是指药物对血液系统的毒性作用达到Ⅳ级（出现血红蛋白$<65g/L$、白细胞$<1.0\times10^9/L$、中性粒细胞$<0.5\times10^9/L$、血小板$<25.0\times10^9/L$等改变）。

75．药代动力学： 是定量研究药物在生物体内吸收、分布、代谢和排泄规律，并运用数学原理和方法阐述血药浓度随时间变化的规律的一门学科。

76．要素饮食： 一种化学精制食物，含有全部人体所需的易于消化吸收的营养成分，包含游离氨基酸、单糖、主要脂肪酸、维生素、无机盐类和微量元素。主要特点：无需经过消化过程即可直接被肠道吸收和利用，为人体提供热能及营养。

77．一过性失眠： 又称临时性失眠，是一种持续一段时间后可自行缓解的睡眠障碍。它不同于“失眠症”，多半是由心理上或精神上的原因引起，一旦消除了引起失眠的原因，就可以恢复至平日的睡眠状态。

78．乙肝两对半： 是检查乙肝病毒感染的血清标志物。常用的乙型肝炎病毒免疫学标志物包括表面抗原、表面抗体、e 抗原和 e 抗体、乙肝核心抗体五项，因前四项为两对抗原和抗体，加上乙肝核心抗体，故称为两对半，又称为乙肝五项。其检查意义在于：检查是否感染乙肝及感染的具体情况。

79. **溢乳**：在本书中特指乳头分泌出乳液。

80. **应激状态**：指人体在受到刺激之后作出的反应，以便适应这个刺激变化的环境。这时候的状态称应激状态。

81. **优质动物蛋白质**：动物性食物中含有优质蛋白质、铁、锌、维生素 B_2等，但缺乏维生素 C，钙的含量也少。

82. **预后**：指预测疾病的可能病程和结局，只是医生们依据某种疾病的一般规律推断的一种可能性，这种可能性通常是指患者群体而不是个人。

83. **照射野**：在患者接受放疗前，医生会通过 CT 扫描进行病灶部位定位，通过电子计算机计算、规划后会在患者身体表面划定一个将要进行放射治疗的照射范围，这个被划定的区域就叫照射野。

84. **脂肪血**：大量脂肪进入血液形成乳糜微粒，使血液呈浑浊状，严重时血液似米汤样。又称为乳糜血。

85. **职业危险暴露**：指由于职业关系而暴露在某种危险因素中，从而有可能损害健康或危及生命的一种情况。

86. **中度有氧活动**：在运动过程中，人体吸入的氧气大体与需要的氧气相等，也称等张运动，如步行、慢跑、游泳、骑自行车、跳绳、上下楼梯、健身舞等。

87. **种植**：体腔内器官的恶性肿瘤侵及器官表面时，瘤细胞可以脱落，像播种一样种植在体腔内其他部位而形成的转移性肿瘤病灶。